八卦醫學史 2

疾病，改變了英雄的命運 也改寫了歷史的結局

北大醫學博士、北京積水潭醫院燒傷科副主任醫師
甯方剛（燒傷超人阿寶）——著

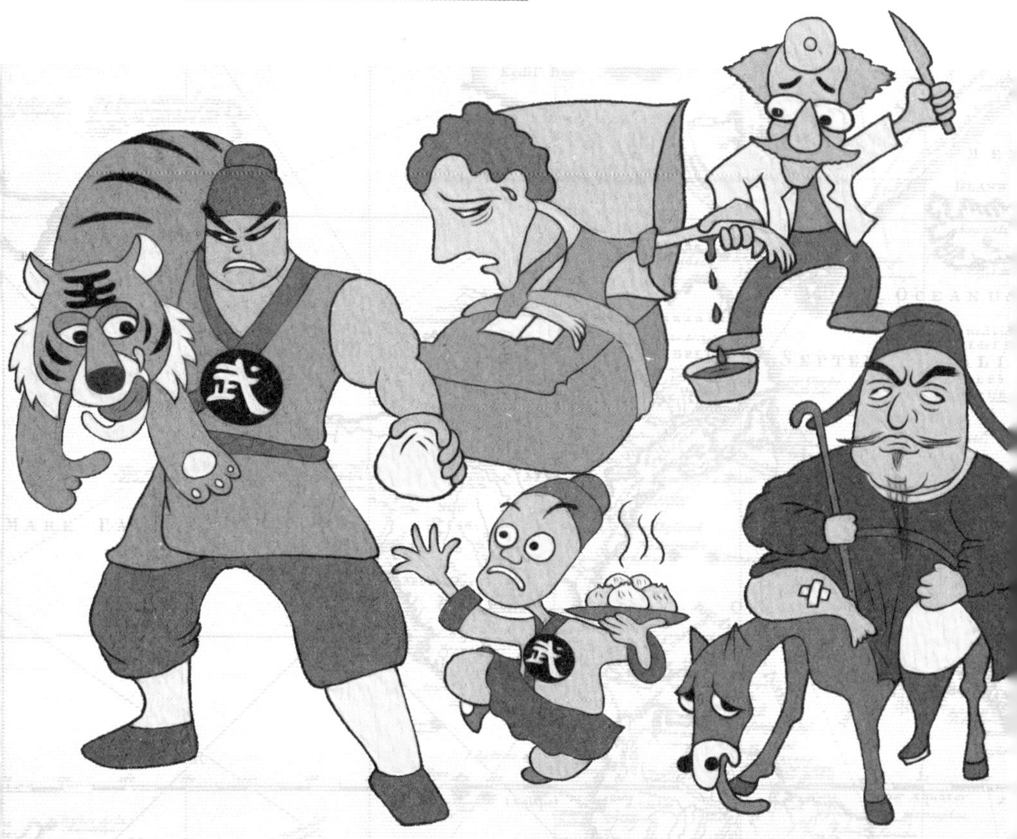

自序　我行醫生涯的三次流淚

第一次流淚

有一次，和實習的小學弟聊天，他對現在醫生的執業環境充滿擔憂，對前途充滿迷茫。他問我：「學長，你對現在的生活滿意嗎？你有想過離開這個行業嗎？」

我說：「你見我哭過嗎？」

學弟說：「沒有，我覺得你挺樂天派的。」

我說：「那好吧，讓樂天派的學長給你講幾個我哭的故事。聽完後，也許你就對醫生這個工作有更充分的認識，並找到自己堅持下去的理由。」

幾年前，我曾經救治過一個中年患者，他是救火英雄，在火場被燒傷。患者先是送到當地醫院就診，但治療效果不理想，病情迅速惡化，患者帶著呼吸器滴著升壓藥轉到我們醫院。長官點名讓我負責救治。

這個患者的情況非常糟糕，早期植的皮基本都沒活，全身到處都是沒有皮膚保護的裸露感染創面。患者入院時已經心臟衰竭、呼吸衰竭、腎功能衰竭。患者痰液裡、血液裡、創面上均培養出兩種對當時臨床可取得的全部抗生素具抗藥性的超級細菌。

自從接手這個病人，我就基本住在醫院裡了，只是偶爾回家換換衣服。兒子生病住院，我匆匆去看一眼然後趕緊回醫院，兒子當時拉著我的手哭著不讓我走。好在他爺爺奶奶都在，家裡倒不用我操心。

我就這樣守在患者床邊，人盯人嚴防死守地搶救了整整三十一天。

你知道什麼叫「重症」嗎？重症的意思就是：你翻遍所有的文獻和教材，最後發現大家只有一個共識——這種情況很嚴重。

你知道怎麼治療重症病人嗎？就是人盯人地嚴防死守；就是全副武裝不眨眼地站在患者面前，用你全部的知識和智慧，不停地擋住死神不斷伸出的鐮刀；就是把你的心放在油鍋裡不斷地煎熬，熬到你無悲無喜，熬到你靈台清明，熬到你終於看到那根架在兩座懸崖中間的細若髮絲的鋼絲，然後想辦法攙扶著患者在狂風暴雨中走過去而不會失去平衡。

我曾經距離成功很近很近，但最終還是失敗了。三十一天時間，我使出了自己全部的力氣，用盡我全部的智慧，批郤導窾，閃展騰挪，然而，我失敗了。

直到今天，我依然能記清楚他每一個病情變化，記清楚他每一個化驗結果，記清楚我每一個處理措施。我依然記得，最後接近成功時那功虧一簣的挫敗和絕望。

患者去世後，家屬沒有任何意見，患者的孩子跪在地上給我磕了三個響頭對我表示謝意。

當他們把屍體接走後，我一個人呆呆地坐在加護病房，望著那張空空蕩蕩的床，筋疲力盡、心力交瘁。三十一天，患者一直在昏迷中沒有醒來，然而在冥冥中，我總覺得我們是親密無間的戰友，是同生共死的兄弟。

我的導師過來，拍拍我肩膀，說：「不要難過，你做得很好。」

我低下頭，雙手掩面，淚如雨下。

第二次流淚

某年，我接診了一個從外地轉來的重症患者。患者身世很可憐，從小沒有父親，由母親撫養長大，孩子長大後倒也爭氣，自己開了一個小工廠，不想工廠爆炸，孩子全身大面積燒傷。傷後在當地醫院就診，因為有嚴重吸入性創傷，病情一直極不穩定，患者全身多重器官衰竭，尤以呼吸衰竭為重，完全靠呼吸器維持呼吸。

大面積燒傷患者一般要求早期去除壞死皮膚，以顆粒狀皮植皮等辦法修復創面。但患者由於病情極其嚴重，難以耐受手術，手術一直沒有進行。隨著時間的推移，患者全身壞死，皮膚開始出現嚴重感染，導致患者病情一步步惡化。抱著一線希望，家屬聯繫了我們，我親自帶救護車，患者吹著呼吸器被接到北京積水潭醫院。

這段轉運的過程極其兇險，患者進入我們重症加護病房不到三十分鐘即心跳停止，經過緊急搶救復甦，患者的心臟才終於恢復了跳動。時至今日，我想起此事依然心有餘悸不已，如果這種情況發生在轉運途中，以救護車上有限的設備條件，患者極可能救不過來。

患者情況非常嚴重，我得和患者母親做一次深入的談話。結果我剛一開口，患者母親一擺手攔住了我：「醫生你不要說了，你要說的那些話我已經聽醫生說了無數遍。情況我瞭解，救不活我不怨你們，但只要有一絲希望，就請你們盡最大努力。費用你不用擔心，大不了我把房子賣了。我就這麼一個兒子，他殘廢了，我養著他；他死了，我也不活了。」

我無言以對。

患者當時的情況已經極其危險。患者要想有一絲活下去的機會，就必須立即動手術，將患者壞死皮膚去除並妥善覆蓋。但是，這個手術損傷非常大，而患者當時已經奄奄一息，隨時有死亡的可能。

不做手術，必死無疑，但在患者這種身體條件下做這麼大的手術，手術過程會極為兇險，極有可能出現醫生最怕碰到的局面：患者死在手術台上。醫生為什麼怕，看看

「湘潭事件」[1]就知道了。

即使患者勉強從手術台上活下來，手術本身對患者也是一個極大的打擊，手術後患者病情會在已經極其危急的情況下進一步惡化。患者已經在死亡的邊緣上，再惡化下去，極有可能就是死亡。

當然，最幸運的結果，是患者能在醫生全力以赴的救治下，頑強扛過手術的打擊。在全身大部分壞死皮膚去除並妥善覆蓋後，在滑向死亡的深淵之前，達到那個病情的轉捩點，並最終得以存活。

我問患者母親：「賭不賭？」

母親說：「我賭，我相信你。」

1 編按：二〇一四年八月十日下午，大陸湖南湘潭縣婦幼保健院一名張姓產婦，在做剖腹產手術時，因術後大出血死亡。當時有媒體報導指稱，病患丈夫劉先生衝入手術室「看到妻子赤身裸體躺在手術台上，滿口鮮血，眼睛裡還含著淚水，可卻再也沒有了呼吸。而本應該在搶救的醫生和護士，卻全體失蹤了……」引爆輿論大譁，但事後調查真相並不如媒體當初所說。本書作者曾在網路發文指稱：「明明是患者死亡後家屬聚集幾十人圍攻打砸醫院，參與搶救的醫務人員被迫逃離。到媒體這裡成了『丈夫等待至無人回應後衝入手術室，發現妻子赤身裸體躺在手術台上』。好記者，好春秋筆法！」

我說：「那我陪你賭。」

手術結束了，患者歷經千難萬險終於從手術室活著回到病房。但是，和預期的一樣，此後患者全身臟器功能快速惡化，心肺腎都已經衰竭，完全靠機器和藥物在生死線上掙扎。

那段時間，我像紅了眼的賭徒一樣，二十四小時守在患者身邊，操縱著最尖端的各種搶救儀器設備，和死神進行瘋狂的搏鬥，一次次把患者從死亡線上拉了回來。

我的每一個判斷，我的每一個操作，我的每一個醫囑，都可能決定患者的生死。這時候的醫生，就是守在生死線上的天使，就是擋在死神面前的勇士。

但是，患者情況依然無法阻擋地不斷惡化。某一天的凌晨兩點鐘，患者的血氧飽和度緩慢卻難以阻止地降到了八五％以下。八五％是一個重要的關口，再降下去，患者臟器就無法維持最低限度的氧供應，而此時，患者的呼吸器已經被我用到了極限，無論如何調整都沒有辦法改善了。

我坐在加護病房的椅子上，一遍遍反覆檢討我的治療方案，最後我確信：我已經沒有辦法了。

我默默拿出一張死亡證明書，將患者全部資訊填寫完畢，只留下死亡時間一項空白。

當我放下這張死亡證明書的時候，突然聽到護士喊：「甯醫生，患者血氧開始回升了。」

我抬起頭，看到監測儀上的數字在緩慢而趨勢明確地上升，八七，九〇，九二。

患者血壓開始穩定，尿量開始增加。

我苦苦等待的轉捩點到來了。在距離死亡無限近的地方，死神的鐮刀已經碰到了患者的咽喉，但最終擦著咽喉而過。

我們，賭贏了。

剩下的，已經難不倒我了。

患者終於恢復神智，拔掉氣管套管，宣布脫離危險，轉到了普通病房。

母子相聚，抱頭痛哭。

我悄悄地跑到一個無人的角落，擦掉了眼中的淚水。

很多人問我：「做醫生你後悔嗎？」

不後悔！

縱然前路坎坷，有怨，卻無悔！

第三次流淚

這個故事中的患者是一個私人企業的員工。這個員工跟著現在的老闆打天下二十幾年，據說跟老闆的感情很深，也深得老闆信任。在企業的一次事故中，員工全身大面積燒傷，燒傷面積超過體表總面積的九〇％。

患者送到醫院後，老闆和家屬流著淚求我一定要全力搶救，不惜一切代價，用最好的設備最好的藥物，不要怕花錢。

我在保證患者會得到最好救治的同時，也向他們詳細講解了病情：這種程度的燒傷死亡率很高，即使在最好的燒傷中心，依然會有很多患者搶救失敗。而且，大面積燒傷患者的搶救，是個很漫長的過程，花費也非常高。

大面積燒傷救治的關鍵是修復創面，但由於患者燒傷面積太大，可用於植皮的自體皮膚極其有限，患者需要經過幾次甚至十幾次的手術，才能將巨大部分創面消滅，令患者脫離危險。這一修復創面的過程，需要時間。

而在患者大部分創面沒有被消滅之前，患者會始終處在重症的狀態。而且，隨著患者體質的耗竭，細菌抗藥性的增加，以及感染導致的多個臟器持續的損傷，患者病情不僅難以好轉，甚至在某段時間內還會不斷惡化。

某種程度上，大面積燒傷的搶救就是搶時間，一方面我們要想方設法維持患者臟器功能和全身狀況，一方面要盡可能快速地修復創面。如果修復的速度趕不上惡化的速度，那患者就會死亡。

在單位主管和家屬表示充分理解後，我們就投入了緊張的搶救工作。病人病情非常危急，搶救很快變成了一場曠日持久的苦戰。

在我們全力搶救的同時，隨著時間的推移和花費的不斷增加，患者老闆和家屬的態度開始逐漸發生變化。對治療的態度由積極轉到消極，漸漸開始拖欠治療費用，態度也越來越差。

其實這種情況我也早有預料。私人企業與國營企業不同，國營企業碰到這種事情，一般是不惜一切代價搶救患者，而私人企業老闆，則往往有不同的想法。當最初的慌亂逐漸過去，隨著搶救費用的不斷攀升和成功的遙遙無期，早先決心積極搶救的老闆心態逐漸發生變化。

從經濟的角度看，其實患者活下來對老闆是一個最糟糕的結果，大面積燒傷患者往往會有嚴重殘疾。患者活下來，不僅意味著他要支付巨額的搶救費用，還意味著他要負擔患者後期整形以及生活的費用。對老闆來說，最經濟的結果其實是患者早點死掉，他把省下來的錢補償給家屬了結這件事情。

老闆的這種心態完全可以理解，只要家屬強烈要求積極救治，老闆一般也不敢不配合。但是，如果家屬也有了同樣的心思，就很麻煩了。對某些家屬來說，用後半生時間照顧一個殘疾的親人，還不如放棄治療獲得巨額賠償。

但是，中國人的傳統習慣是想當婊子還一定要立好牌坊。有了這種心思，他們也不會直接提出放棄治療，而是透過各種方式來給搶救設置障礙，其中最常見的就是拖欠費用和製造衝突。

當老闆不想繼續花錢，而家屬也態度曖昧的時候，雙方的溝通就會變得異常艱難。

曾有幾位蹲在辦公室裡為醫改獻計獻策的專家堅定地認為：公立醫院出現糾紛完全是因為醫院服務意識差，和家屬溝通不夠。

這種人，就是24K的純腦殘，每當想到這些人竟然是中國醫改的智囊團，我就對醫改的前途充滿絕望。

很多時候，不是溝通不夠充分，而是人性禁不起考驗。

很多人以為醫生是一群呆呆傻傻的人，這純屬誤解。醫生每天面對各種悲歡離合，觀看各種人性表演，對這些心思和把戲，真的是一眼看得門兒清。

但是，看得門兒清又能如何，也只能想方設法地和對方進行溝通，爭取對方的配合。

患者欠費數額不斷增加，在被迫進行的一次約談中，老闆和家屬終於撕破臉皮。患者老闆對我大聲斥責和辱罵，而家屬則坐在一邊沉默不語，絲毫沒有阻止的意思，只是偶爾伸手去抹一下那根本不存在的眼淚。

「錢錢錢，你們就知道要錢，花了這麼多錢，病情卻越來越重，你們是一幫什麼醫生，我看你們就是一群獸醫！」

「我們做生意的，花了錢你就得給我貨，我把錢給你們，你們能保證把人交給我們嗎？不能保證，那人死了錢你們給退嗎？不給退？你們憑什麼不給退？」

「現在你們這些醫生還有醫德嗎？你以為我不知道你們醫院有多黑嗎？醫生的天職是救死扶傷你懂嗎？你們這幫黑醫生，都鑽到錢眼裡了，你們算什麼醫生?!」

「還找我們要錢？我要去告你們！我要去找記者，找報社，去告你們這群獸醫！」

旁邊的看護工實在聽不下去了：「你們這幫人講點良心，甯醫生都快一個星期沒回家了，天天在這裡守著你們這個病人！」

「守著怎麼啦？他是醫生，他守著是應該的。再說，他捨不得讓病人死，不就是為了掙錢嗎？」

我實在聽不下去了，我死死咬著後槽牙，控制住自己想狠狠抽他一頓嘴巴的衝動，匆匆結束了這次談話。

回到監護病房，我望著躺在床上的尚在昏迷中的患者，兩眼含淚。

患者就那麼靜靜地躺在床上，身邊的監測儀上閃爍著一排排的資料，都在我的意料之中。

當你搶救一個患者很長時間，你就會和他有很深的感情，你會不由自主地把他當成是與你並肩作戰的戰友和兄弟。

兄弟，我知道，你現在很艱難；我知道，你在全力以赴地和病魔做不屈不撓的鬥爭；我知道，外面發生的這一切，你毫不知情。

人生，好比一場黑色幽默。

你鞍前馬後追隨了幾十年的老闆，現在要放棄你；你相濡以沫幾十年的妻子，現在要放棄你。

而現在最想讓你活下去的，卻是你素昧平生的醫生，而你，甚至還不知道我是誰，不知道我長什麼模樣。

我知道，他們這麼做，其實是在等我的一句話，等我告訴他們：患者成功希望渺茫，建議放棄治療。然後，他們就可以結束這一切，只等在你的葬禮上流幾滴眼淚，了卻你們這輩子的情分。

但是，這話我偏偏不能說，因為，你真的還有希望；因為，你來到了全世界最好的燒傷科；因為，我有很大的把握讓你活下來，而且，讓你將來能生活自理，過上有品質的生活。

你的老闆可以放棄你，你的家人可以放棄你，你的朋友可以放棄你，但我，卻不能放棄你。

因為，我是醫生，你是患者。

因為，只要有一線希望，醫生就不能放棄患者。

因為，自從我穿上這身白衣，我就為今天發生的一切寫下了答案。

十六歲那年，當我邁進醫學院的第一天，我就和一群和我一樣滿懷憧憬和熱血的少年，舉起右手，許下了自己一生的誓言：

> 健康所繫，性命相託。
>
> 當我步入神聖醫學學府的時刻，謹莊嚴宣誓：
>
> 我志願獻身醫學，熱愛祖國，忠於人民，恪守醫德，尊師守紀，刻苦鑽研，孜孜不倦，精益求精，全面發展。

我決心竭盡全力除人類之病痛，助健康之完美，維護醫術的聖潔和榮譽。救死扶傷，不辭艱辛，執著追求，為祖國醫藥衛生事業的發展和人類身心健康奮鬥終生！護士走過來，問我：「甯醫生，病人欠費超過十萬了，到底怎麼辦啊？」

我淡淡地回答：「該怎麼治就怎麼治，明天我再和家屬談。」

繼續努力和疾病戰鬥吧，我的兄弟。外面的一切，交給我。

當你最終痊癒的時候，我絕不會把今天發生的一切告訴你，你依然會有一個對你感情深厚的老闆，一個結髮情深的妻子。當然，也許會有一個像惡霸不斷追著他們要錢的無良主治醫生。

後面發生的事情，請原諒我不想再記述了，因為我實在不想回憶，不想回憶那一次次的屈辱和傷心，不想回憶那人性的醜陋和陰暗。

多少次，被家屬氣得躲在無人的地方掉淚，接到護士的電話，又趕緊擦乾眼淚去繼續搶救。

好在，一切終於結束了。當患者終於宣布脫離危險後，老闆又變成了感情深厚的老闆，妻子又變成了結髮情深的妻子。

根據我的意見，患者脫離危險後直接轉回當地醫院進行後期康復治療。對方同意了，大家都不願意再忍受這種尷尬的氣氛。

患者被接走的那天，他的老闆和妻子來到我的辦公室，給我帶來些土特產，向我表示歉意和謝意。

我禮貌而堅決地拒絕了：「救死扶傷是我的本職工作，支付費用是你的義務。我救活了病人，你結清了費用，咱們兩不相欠，你不用謝我。」

也許有人覺得我小氣，不夠大度。但是，我實在大度不起來。

在戰場上，你最痛恨的是什麼？

不是敵人，而是叛徒。

你們，本該是和我並肩與病魔作戰的戰友。

你們有權利放棄，有權利撤退，有權利投降，我都不怪你們。

但你們沒有權利背叛，沒有權利在我和敵人苦苦戰鬥努力支撐的時候，在背後對著你們的戰友狠狠插上一刀。

我沒有權利懲罰你們，但我有權利不原諒。

病人走後，我脫下白衣，走出科室，走出醫院，走到醫院後門外的西海邊，坐在岸上，萬種委屈湧上心頭，淚如雨下。

燒傷超人阿寶

推薦序一　我與阿寶二三事

阿寶是我的摯友，諍友，因為常互餵狗糧，總有粉絲說我和他是好基友。

認識阿寶是一段頗有戲劇性的故事。二〇一五年年中，股災，閒來無事的我在微信朋友圈看到了某知名記者的一篇文章——《記者不可欺》，瞬間有種不可名狀的憤怒，憤怒於醫療圈如此欺負同行。為了去罵首惡元兇阿寶，我打開了塵封一年多為搶優惠券而註冊的微博，去看看這個阿寶到底有何等能耐，竟然欺負到我們記者頭上。

越看越不對勁，我發現，並非阿寶之錯，而是他痛斥了個別虛假新聞對醫療界的危害。

二〇一五年六月二十日，我第一次透過微博私信聯繫了阿寶，我寫了一長段話表達自己的感受，身為大V[2]的他淡淡地回了兩個字：「同意。」

我開始根據自己十三年的記者經驗連續寫了系列分析文章。阿寶看後讚譽道：「以你的才華，一定會很快成為大V的。」我客氣地回了兩句，夢中含笑一夜。

阿寶表面上裝作堅強，暗地裡也是個普通人而已。因為指責縫肛門事件[3]和走廊醫生事件[4]當事記者造謠，他以誹謗罪被起訴。阿寶寫了一篇雄文〈光榮被告〉，表達戰鬥到底的決心之餘，也心煩意亂。我問他煩什麼，他說手頭管的患者太多，老是去法庭就沒時間做手術了，院裡很難找到替班。如果真坐牢了，倒也心情舒爽、一了百了。

幸而官司很快結束，阿寶贏了。

那時，我對他並無太多好感，覺得他只是一個愛寫文章的醫生而已。

二〇一五年十一月九日，我乘飛機赴京參加雙十一報導，臨行聯繫了阿寶想見一面，他欣然應邀，然而我在飛機上突發急性腸阻塞，開啟了一段轟動醫療圈的急救門事件。在我劇痛難忍卻始終無法確診，叫天不應叫地不靈的時候，阿寶得知消息找到了我，安排轉院。凌晨手術，切下了我〇・八米的小腸，也拯救了我危在旦夕的生命。

---

2 大V指身分獲得認證的微博意見領袖，多是知名學者或名人。

3 二〇一〇年七月二十三日，大陸深圳一名孕婦在鳳凰醫院順產下男嬰後，被丈夫發現肛門處被縫線了。助產士稱是免費為其做了痔瘡手術，但其丈夫陳先生懷疑助產士因索要紅包不成伺機報復。但真相是，產婦肛門並未被縫，而是對產後痔瘡的緊急止血處理。

4 二〇一四年一月九日，中央電視台報導了四川綿陽醫院的超音波科主任蘭越峰醫生，因多次舉報院方院內過度醫療問題，在二〇一二年被院方強將她的辦公室門鎖更換，不讓她進入辦公，以致當了六百多天的「走廊醫生」。事件曝光後引發嚴重關注，但後續調查表明，蘭醫生因拒診病患，偷藏單位設備等原因被調整職務，令其「待崗學習」。調查組調查結論：其反映的醫院過度醫療問題並不屬實。

手術同意書上的字，是他簽的。

幾天過後，他來醫院看我，那時我插著滿肚管子，留下了難得的照片。又過了幾天，他也住院了，回家鄉前我坐著輪椅又去看他。剛到病房門口，就聽到阿寶的妻子在哭：「你就不能忍著點？家屬罵你，碰你兩下你就非得還手嗎？」阿寶怒回：「你老公天生就是被人罵，天生被人打的嗎？」

閒聊幾句我支撐不住，留下慰問紅包離開。

十二月，傷口剛全部拆線，我又去北京見阿寶，喝了半斤白酒。我喝酒，他喝白開水。在我看來的救命之恩，在他心中只是小事而已。

回憶如秋日裡片片墜落的葉子，在空氣中撲朔灑落，陽光在落葉的縫隙中偶爾鑽出來，有時晃得人睜不開眼睛，但又把記憶片段襯成了暖暖的金黃色。

其實我一直懷念那年的阿寶，他散發出的才華，搭配著矮胖的身材，總不是電視劇裡的才貌雙全，但氣場之強盛，溢彩流光，剎那間驚豔眾人。

而現在，我已被迫習慣。

敢怒敢言又才華橫溢，加上犀利辛辣的文筆，令阿寶在醫療圈有非同一般的人氣。

一位朋友在自己的微信朋友圈這樣描述阿寶第一次進入一個醫生群組後群組內的反應：「宛如教主張無忌走上光明頂，宛如大俠喬峰走進聚賢莊。」

除了是一個優秀的醫生和醫療界意見領袖，阿寶還是一位科普作家。

阿寶的第一本科普書名叫《八卦醫學史》，從歷史到醫學，阿寶遊刃有餘信手拈來，既嚴謹科學又風趣幽默，令我欲罷不能一口氣讀完。

這本書的銷量，讓很多專業作家都羨慕不已。我問阿寶寫了多久，他很欠揍地聳聳肩膀：「三、四個月吧，業餘時間寫著玩兒的。」

文如其人，阿寶的書，值得一讀。

遼寧廣播電視臺製片人、主持人　張洋

@一個有點理想的記者

推薦序二　八卦之外，再多一卦

先自我八卦一下，我是阿寶的姊，身形圓潤自不待言，出身卑微同出一轍，都是不知名醫學院的苦出身，但都襟懷坦蕩，掛在嘴邊不避諱，對最初接受的五年醫學訓練心懷感激。作為姊，當然裝出一本正經的嚴肅樣，不過，八卦的心還是蠢蠢欲動的。

阿寶的八卦，靈動得很，不蠢不笨，是健康的八卦，智慧的八卦，八卦界的翹楚。這不是自賣自誇自家兄弟，八卦著實有益身心，科學家辛苦研究，終得正果——八卦聊天，減壓去焦慮。

回頭看我來時的路，或許要怪當年八卦太少，壓力和焦慮無計可消除，眉頭心頭濃得化不開，選擇走為上，沒有堅持初心，做一個懸壺濟世的大夫。

我曾短期做過婦產科大夫的一家小醫院，作風嚴謹，醫德高尚。為了保證每次進手術室洗手的徹底和潔淨度，進手術室前要用手指在培養皿裡抹一下，之後如果病人術後傷口感染，培養出來的細菌和大夫手上培養出來的一個樣，那獎金就都要給病人了。雖說此舉不盡科學合理，但至少在細節上督促大夫們一絲不苟，確實降低了術後感染率。

產婦疼起來時，大夫不僅要各種處理和撫慰，還要握住產婦的手，任產婦抓捏。病人家屬給的「利是」，就是紅包，斷然是謝絕的，只有紅蛋還是允許的。

阿寶工作的醫院是大醫院，為了姊弟情誼的小船不要翻，他不得不被我使喚過，兩回。一回是幫我去看望住院的大學同學，一回是我的研究生做實驗傷著手了，找他清創縫合。其他的時候，小船就那樣飄啊飄，知道船在那裡，人在那裡，就是不煩擾。

八卦一下阿寶做大夫的樣子，溫和嚴謹，眉眼間還有點小小的羞澀，瘦個三十斤，完全可以塞進韓劇裡做大夫，並無網上嬉笑怒罵皆文章的金剛怒目。手術臺前的阿寶和網上的阿寶，是一塊玉石的兩面，只有身臨其境，才看得清這塊玉石的拙樸和雋秀。

八卦在阿寶，就是浪漫的瑣碎主義，在故紙堆裡不厭其煩地考證，在新世相中行雲流水地行走。讀他的八卦，不是和史實在拉鋸，而是和阿寶本人在閒聊，聊著聊著，一個眉清目秀、上下五千年的阿寶，栩栩如生起來，你和他一起，成了一個個故事的幕後推手，甚至罪魁禍首。

我欠著出版社的債好幾個年頭了，總之就是下不了筆，既沒完美度，也沒完成度。對於這種無可救藥，阿寶是鄙夷的，只是沒說出來，不動聲色地砸兩本出來，我除了寫個序，就只能暗下決心，要寫一部正史來壓住這八卦的鋒頭，有個姊的風範。

中國農業大學副教授、博士生導師　朱毅

目次

研發的藥物，好不容易通過了早期臨床實驗卻倒在最後一關的比比皆是。僅以愛滋病疫苗為例，幾十年來，多少大型製藥商投入了無數的金山銀山，到目前為止依然無一例成功。而這些失敗藥物的研發成本，最終必然要透過那機率不比中彩票高多少的成功的藥物補償回來。

25 注射器、針頭與愛滋病

一九一七～一九一九年，法國醫生尤金·亞莫在非洲用六支注射器治療了五千三百四十七名錐蟲病患者，平均每個注射器要給九百名患者使用。一九三七年，僅在剛果，醫務人員就注射了五十八萬八千零八十六支針對錐蟲病的藥劑。這也在剛果的利奧波德維爾釀成一個沸騰的ＨＩＶ大禍。

1 拜倫之死與放血療法

最初和大詩人拜倫男爵親密接觸，是在讀大學一年級的時候，和很多大一男生一樣，我那時候有兩個重要任務：一個是通過英語四、六級考試[5]，一個是追女孩子。聰明如我，找到了一個將兩件事完美結合起來的辦法：背誦英文情詩。

說起中文情詩高手，肯定少不了赫赫有名的大情聖柳永，而說起英文情詩高手，同為情聖的喬治．戈登．拜倫男爵則當仁不讓。柳七公子的「執手相看淚眼，竟無語凝噎」，與拜倫男爵的「When we two parted／In silence and tears」簡直是形神兼似，互為瑜亮。

等後來有機會讀了倫哥的傳記，才知道倫哥的人生是如此彪悍，如此奇葩。不僅他很奇葩，他的整個家族歷史都非常奇葩。

拜倫家族的爵位來自查理一世期間，查理一世為了打內戰，給支持他的軍官和貴族大肆封賞了不少爵位，拜倫一世就是其中一個濫竽充數走狗屎運被封了男爵的軍官。

拜倫一世沒什麼本事，卻娶了一個漂亮老婆，而這個漂亮老婆後來成了查理二世的情婦，拜倫家族就靠這個完成了發家史。

拜倫一世沒有子女，只好把這個爵位傳給了他的弟弟，而大詩人拜倫六世，就是他弟弟這一支的後裔。拜倫能夠繼承爵位，其原因非常狗血。

拜倫的伯祖父，也就是拜倫五世，有個外號叫「邪惡的拜倫」，是個人渣中的人渣，殺人放火，無惡不作。他人渣到什麼程度呢？他先是殺了自己的親弟弟，原因僅僅是弟弟覺得自己家莊園裡的野獸比他家多。然後他又當著老婆的面殺了一個車夫，老婆受不了刺激和他斷絕了關係，跑回娘家去了。最後他唯一的兒子也受不了他，帶著一個姑娘私奔了，而那個姑娘是他兒子的堂妹，真是老子英雄兒好漢。

兒子的出走讓拜倫五世備受打擊，他發誓寧可敗光家業也絕不留給兒子。在他即將實現自己敗光家業的宏偉目標之際，他兒子死了。拜倫五世終於幡然悔悟，懸崖勒馬，準備好好培養自己的孫子，沒想到孫子也在戰場上被炮彈炸死了。這樣一來拜倫五世就絕後了，這個爵位就傳到了我們可愛的倫哥頭上。

為什麼爵位落到我們倫哥頭上而沒落到倫哥他爹頭上呢？

倫哥他爹也是一個極品渣男，一輩子吃喝嫖賭無惡不作，尤其善於勾引良家婦女。倫哥他媽本來也是家財萬貫的貴族，倫哥他爹把倫哥他媽泡到手之後，花天酒地敗光家

5 大陸針對大學生的全國性英語檢定考試。

浪漫主義詩人拜倫放下正在寫作的《唐璜》，毅然揚帆前往希臘，他變賣家產，募集軍隊，參加了希臘志士爭取自由獨立的武裝戰爭。一八二四年四月十九日，拜倫逝世於希臘西部的邁索隆吉翁。

拜倫的死，令希臘政府悲痛不已，為他舉行了為期三天的哀悼活動。而他優美的詩歌和悲情的死亡更是震動了整個歐洲，讓無數人流下了同情的淚水。

一個英國人，毫無利己的動機，把希臘人民的獨立事業當作他自己的事業，這是什麼精神？這是國際主義精神，這是英國貴族精神，每一個熱愛自由的人都要學習這種精神！

拜倫死後，其遺體被泡進一個裝滿白酒的大桶內，用船運回了英國。不計其數的人前去瞻仰詩人的遺體，以致最後不得不求助於軍隊來維持秩序。英勇而悲情的死亡令拜倫的聲望如日中天，整個歐洲乃至整個世界都為他們的王子哭泣。當時的法國報紙把他視為和拿破崙一樣偉大的人。此後，各種支援希臘獨立的組織團體紛紛在世界各國成立，美國獨立戰爭中傑出的老人拉法葉在法國為希臘人民的獨立事業奔走宣傳，巴伐利亞國王派了幾百名官兵去支援希臘。大量的支援物資如潮水般湧向希臘，支援那裡在飢餓中抗爭的人們。

在洶洶民意的推動下，英、法、俄最終選擇了支持希臘獨立革命。一八二七年十月二十日，三國艦隊聯手摧毀了納瓦里諾灣（伯羅奔尼撒半島西南沿岸）的土耳其艦隊，消息傳開後，歐洲人民歡呼雀躍，奔相走告。一八二九年，希臘終於贏得了獨立。

拜倫以生命作為祭品，給希臘獨立事業以巨大的推動力。然而，當我搞清楚拜倫的死因以後，卻有種哭笑不得的感覺。

拜倫在希臘第一次發病，是一八二四年二月十四日，他突然渾身痙攣，口吐白沫，緊咬牙關，眼球不停地旋轉，兩分鐘後才恢復神志。

拜倫的這種症狀，是很典型的癲癇發作，本來只需要靜養即可。但是，趕來的希臘醫生非要給他放血。拜倫不願意血管被切開，醫生就在他額頭上放了一個取血的用具（我猜十有八九是水蛭）。不料，當取血用具取下來之後，血卻過了很久才止住，這時候拜倫已經昏了過去。

正常人的血液總量相當於體重的七％～八％，假設拜倫的體重是七十公斤，他的血液總量應該是四九〇〇～五六〇〇毫升。一般情況下，如果十五分鐘內失血少於全血量的一〇％，人體可代償。若快速失血量超過全血量的二〇％左右，即可引起休克。

拜倫如果是因為失血而昏迷的話，保守估計失血量也應該在一〇〇〇毫升以上，很可能超過一五〇〇毫升。

好在這次拜倫大難不死，他臥床三天後終於可以下床了，又經過一段時間的休養，到二月底，已經基本康復了。拜倫又開始為革命事業繼續操勞。

在四月上旬的某一天，拜倫出去騎馬時遭遇一陣大雨。回到住處後的兩個鐘頭裡，拜倫一直在發抖，出現高燒和關節痛的症狀。

有人認為拜倫是得了瘧疾，但結合他的病史和臨床表現，他的症狀更像是在身體比較虛弱的情況下淋雨導致的感冒或者肺炎。但無論瘧疾、感冒，還是肺炎，拜倫都是很有希望活下去的，事實上，四月十四日，拜倫已經能夠下床了，他還要求出去騎馬，這個找死的要求被手下人堅決地否決了。

就在拜倫男爵馬上要康復的時候，醫生來了，而且是兩名極其負責任的醫生。說實話，如果他們不那麼負責任的話，拜倫可能就死不了了。

兩位醫生堅決建議拜倫放血，在拜倫一再拒絕後，兩位醫生為了這位英雄的健康沒完沒了地哭著苦苦哀求，一定要放血，並警告拜倫，如果不放血，疾病可能會損傷他的腦子。

不堪其擾的拜倫最終屈服了，他伸出雙臂，對醫生說：「來吧，我看你們兩個不過是屠夫而已。拿了你們要的血，然後滾吧！」

獲得同意的兩位醫生立即為拜倫放了一磅的血。

兩個鐘頭後，因為病情毫無轉機，醫生又抽了一磅。

一磅是四五三克多一點，正常人的血液比重為一．〇五〇～一．〇六〇克／毫升，這兩次抽血，大約抽掉了拜倫九〇〇毫升血。

此後，醫生每天又為拜倫放血數次。拜倫無力反抗了，他已經神志不清。

在生命的最後二十四小時，失血性休克的拜倫在床上一動不動。一八二四年四月十九日，拜倫去世。他沒有死在殺敵的戰場上，卻死在了兩位忠於職守、極富責任感的醫生手中。

在那個年代，如果醫生不給一個發燒患者放血，就違反了最基本的醫學規則。拜倫去世十二年後的一八三六年，一位英國醫生寫道：「一般而言……只要需要，就應該放血；只要身體能夠承受，放血就有必要。」

中國人現在把醫學分為中醫、西醫，其實非常不準確。所謂的西醫，其實指的是現代醫學，而所謂的中醫，其實指的是中國的傳統醫學。如果一定要給中國傳統醫學找一個對應的概念，那應該是西方的傳統醫學。事實上，西方傳統醫學和中醫一樣博大精深，而放血療法就是博大精深的西方傳統醫學綻放了千百年的一朵奇葩。

放血療法的歷史可以追溯到三千年前，早期的人類醫學有一個共同的特點，就是對巫術的崇拜，而巫師同時承擔了醫生的角色。巫醫認為疾病是魔鬼附身，認為透過放血可以將魔鬼逐出體外。後來，在古希臘和羅馬時期，經過希波克拉底和蓋倫等名醫的推崇，希波克拉底提出的體液學說，成為放血療法的理論基礎。

希波克拉底認為，疾病不是一個局部現象，而是四體液，即血液、黏液、黑膽汁、黃膽汁的平衡產生紊亂。放血等療法可以幫助人體恢復體液的平衡，並使疾病痊癒。

在相當長的時間內，放血療法是由理髮師進行操作，現在理髮店門口紅、藍、白三色的標記，就是這段歷史的遺跡，紅色代表動脈，藍色代表靜脈，而白色則代表包紮傷口的繃帶。

經過一代代醫生的不斷努力，放血療法從理論到實踐都變得越來越博大精深。天文學和占星術等理論不斷被引進放血療法的理論體系中，醫生堅信，放血的時機和部位與星象有著複雜而玄妙的關聯。一四〇八年的放血療法圖標注了身體每個部位與十二宮之間的關係，放血要根據人體部位對應的星座，選擇特定的時間和特定的部位來進行。放血療法達到了「天人合一」的大圓滿境界。

中世紀的一位醫生寫道：「放血可以清醒頭腦，增強記憶，清潔腸胃，消除大腦水腫，溫暖骨髓，銳化聽覺，止住淚水，增強決斷力，發展感知力，促進消化，改善嗓音，驅散麻木，趕走焦慮，滋養血液，排出毒素，益壽延年……它既能消除風濕性疾病，又能擺脫瘟疫困擾，還能治癒疼痛、發燒等疾病，甚至能讓尿液乾淨清澈。」

到了十七世紀和十八世紀，放血療法發展到了巔峰。

當時的《百科全書》的「放血」條目稱放血是「一種最偉大也最迅速的治療方法」，「很少有像放血這樣得到廣泛運用的療法」。《醫學詞典》中則寫道：「在預防許多急性和慢性疾病上，沒有比得到廣泛應用的放血更有實效、更為迅速的療法了。」

而放血的醫學理論，也發展得極為精細、玄妙和完備，對不同疾病放血的部位、時間和條件都有極其詳細的規定。

放血療法普及到了何種程度呢？當時很多家庭都有成套的放血工具，和現在的紅木家具一樣，屬於可以代代相傳的重要財產。歐洲的很多老年人，每年都會定期放放血，作為一種保健養生手段，和現在很多老先生、老太太每年都去醫院吊點滴「沖血管」有得比。十九世紀，醫生又對放血療法進行了改良，水蛭成為常用的放血工具，飼養、販賣水蛭成了專門的生意，養活了不少人。

看到這裡，很多讀者可能有點納悶了：難道歐洲人都是傻子嗎？怎麼被一個如此愚昧的療法禍害了千百年而執迷不悟？

其實不然，這種愚昧，在今日之中國依然不罕見。

作為醫生，我經常聽到這樣的疑問：「你說某療法是騙人的，可我用了之後，病就好了，這怎麼解釋呢？」

當初趙子龍帶著阿斗，在曹軍中殺個七進七出，靠的是趙子龍的英勇，還是阿斗身上母親縫製的愛心肚兜呢？

你說肚兜是沒用的，可是阿斗穿上母親親手縫製的愛心肚兜後，在曹軍中七進七出毫髮無損，這怎麼解釋呢？

使用了某種療法以後，病好了，並不等於該療法有效。這種療法，很可能只是阿斗身上的愛心肚兜，而人體本身就有的強大的自我康復能力，可能才是力保幼主的趙子龍。

十九世紀初，一些勇敢而細心的醫生，終於開始懷疑放血療法的效果，並透過科學的方法進行驗證。

第一個敢於挑戰的是蘇格蘭軍醫亞歷山大．漢密爾頓，他把三百六十六名患病的士兵平均分成三組，三組病人所患疾病的嚴重程度類似，所接受的治療也一樣，唯一的不同就是其中兩組病人不放血，而一組病人接受傳統的放血療法。結果不放血的兩組分別有兩個和四個病人死亡，而接受放血療法的那組竟然死了三十五人。這一結果無疑是對放血療法的極大打擊，但漢密爾頓選擇了沉默，沒有公開發表他的研究結果。這個研究直到一九八七年才被人重新發現。他保持沉默的原因我們不得而知，如果他當時用自己的研究結果去挑戰兩千年來根深柢固的傳統觀點的話，我估計他會面臨狂風暴雨般的攻擊。比如：

「放血療法和現代醫學不是同一個體系，不能用現代醫學手段驗證放血療法。」「放血如果無效，幾千年來你的祖先是怎麼活下來的？」「放血療法和現代醫學各有所長，要互相取長補短而不能互相否定。」「放血療法的療效擺在那裡，否定放血療法太偏激。」……

一八四〇年，法國醫生皮埃爾．路易發表了歷時七年對兩千名病人的臨床觀察結果，證明放血療法不僅無效，還明顯提升了病人的死亡率。這一結果大大地動搖了醫學界對放血療法的信心，敲響了放血療法的喪鐘。此後，越來越多的醫生透過嚴謹的觀察和對照，不斷證實放血療法對患者的傷害遠大於可能的幫助。但是，由於傳統觀念的強大慣性，放血療法又堅持了幾十年才逐漸退出歷史舞臺。直到十九世紀末二十世紀初，還有不少醫生堅持使用放血療法，批評那些全盤否定放血療法的人太偏激、太極端。

歷史，真的是一面鏡子。

2 梅毒還是肝硬化？——樂聖貝多芬之死

古龍小說《多情劍客無情劍》裡有一段超級精彩的對白。李尋歡和上官金虹較量武功，讓上官金虹拿出他兵器譜上排名第二的龍鳳金環，而上官金虹稱自己七年前手中已經無環，現在是「手中無環，心中卻有環」。然後，上官金虹讓李尋歡出招，而李尋歡說：「我刀上雖無招，心中卻有招。」最後，天機老人說：「你們不是最厲害的，最厲害的是手中無環，心中也無環，環即是我，我即是環。」

當年還是一個中學生的我讀到這一段，腹誹甚多，總覺得古龍先生過於偷懶，兵器譜排名最高的幾位高手對決，結果大家說幾句玄而又玄的話就打發過去了，感覺甚不過癮。什麼有環無環有招無招的，聽起來太故弄玄虛了。

直到有一天，我讀了貝多芬的傳記，讀到貝多芬在全聾的情況下創作出《第九交響曲》的時候，突然發現，這世上竟然真的有人曾經達到過古龍筆下可比仙佛的「手中無環，心中卻有環」，甚至「環即是我，我即是環」的境界。對音樂一竅不通的我忍不住找來《第九交響曲》，聽著那時而平緩柔美時而剛勁雄渾的美妙樂曲，想著那命運悲慘卻扼住了命運咽喉的一代樂聖和交響樂之王，忍不住潸然淚下。

貝多芬童年不幸，長期被父親虐待。後來雖然名滿天下，卻大部分時間生活貧寒。尤其不幸的是，他在二十六歲那年患上耳疾，聽力逐漸下降，感覺自己耳朵裡嗡嗡作響或者發出嘶嘶聲，從四十八歲那年起，貝多芬實際上已經耳聾了。他五十七年的人生，竟有超過一半的時間在耳疾的折磨之下度過。

一八一九年以後，貝多芬只能以在談話本上書寫的形式和人溝通，這些保留下來的談話本，成了後人研究貝多芬的重要資料。

失去聽力對一位音樂家意味著什麼，我們不難想像。然而失去聽力的貝多芬，竟然憑藉自己的大腦和心靈，創作出了大量驚才絕豔的音樂作品。耳中雖無音樂，心中卻有音樂。音樂即是我，我即是音樂。貝多芬真正達到了超凡入聖的境界。

貝多芬認為，《第九交響曲》不是自己創作的巔峰，他認為自己的第十乃至第十一交響曲會更精彩。然而，《第九交響曲》最終成為貝多芬的絕響。一八二七年三月二十六日，貝多芬的生命走到了盡頭，只留下《第十交響曲》的一些草擬主題。

貝多芬耳聾的原因和他的死因，一百多年來一直撲朔迷離，人們對此爭論不休。很多人說貝多芬死於先天性梅毒，認為是梅毒導致了他耳聾。近期又有科學家聲稱，貝多芬的頭髮和骨骼中的鉛含量遠遠高於正常值，貝多芬應是死於鉛中毒，也是鉛中毒導致他耳聾。

這兩種說法，證據都不夠充分。

先說說先天性梅毒。

持這一說法的人，透過研究貝多芬的頭骨，認為他明顯的鼻樑凹陷和方形頭顱都符合先天性梅毒的表現。先天性梅毒患者有二〇%～三〇%會在二十到三十歲之間發生單側聽力缺損，而貝多芬正好是在這個年齡段左側聽力減弱，最後發展到雙側聽力減弱。

問題是，凡患有先天性梅毒的孩子，五〇%會胎死腹中或在新生兒期死亡。存活下來的患者也大多有發育和智力上的障礙。

早期先天性梅毒多表現為早產兒、低出生體重兒或小於胎齡兒，他們的營養、發育均落後於同胎齡兒，易發生皮疹（膿皰疹、脫皮、斑丘疹）、鼻塞、流涕、黃疸、肝脾腫大、腦膜炎，還可能患有間質性肺炎、腎炎、心肌炎、脈絡膜視網膜炎等疾病。晚期先天性梅毒則表現為間質性角膜炎、馬鞍鼻、哈氏齒、耳聾、智力發育遲緩等。

梅毒引起耳聾，表明梅毒已經發展到晚期。貝多芬最初出現聽力障礙的時候是二十六歲。貝多芬活到了五十七歲，現在看來壽命並不高，但在當時平均年齡只有四十歲的情況下，也算不低。我們很難想像，一個晚期的先天性梅毒患者，在沒有有效治療手段的情況下能活到五十七歲，而且除了耳聾之外並沒有出現其他晚期梅毒症狀。

在那個時代，對於梅毒雖然沒有有效的治療辦法，但正確診斷還是能做到的，患者得病後也應該會積極主動求醫。無論是貝多芬還是他的父母，我們沒有找到任何確切的患有梅毒的記載。我們很難想像，身為一個名人，如果貝多芬或者他的父母患有梅毒，他身邊的人，包括醫生、朋友、同事、親屬，竟然都沒有留下絲毫的可靠紀錄。

更重要的是，耳聾分為神經性耳聾和傳導性耳聾，梅毒引起的耳聾屬於神經性耳聾。而貝多芬的聽力出現問題後，曾在很長時間內使用機械助聽器——他用牙咬住木棒的一端，另一端頂在鋼琴上來聽自己演奏的琴聲。這證明貝多芬的耳聾是一種傳導性耳聾而非神經性耳聾，其症狀不符合梅毒性耳聾的表現。

再說說鉛中毒。

我們之前說過，貝多芬的頭髮和骨骼中的鉛含量確實遠遠高於正常值。有人認為這是貝多芬患有梅毒，長期服用含鉛藥物治療梅毒導致的。但這個說法站不住腳，因為那個年代治療梅毒的主要藥物是汞製劑而不是含鉛藥物，而且也沒有切實的證據證明有醫生給貝多芬診斷過梅毒。

其實，貝多芬體內鉛含量高的原因並不複雜。當時多瑙河周圍有大量的工廠，工廠的廢水都直接排進河中。現在一般認為，由於工業廢水汙染了多瑙河的魚，而貝多芬又很喜歡吃該地段的魚，因此魚體內的鉛堆積在他體內。

鉛中毒可以解釋貝多芬為什麼性格狂躁，以及長期受慢性腹瀉和腹痛的折磨，但用以解釋其為什麼耳聾卻顯得牽強。鉛中毒引起的耳聾同樣是神經性的，並不符合貝多芬的症狀。鉛中毒對神經系統的損壞，除了導致耳聾外，還會損傷智力，而貝多芬一直到死都是個天才。

有一種疾病很符合貝多芬耳聾的症狀，那就是耳硬化症。

耳硬化症是一種原因不明的疾病，病理上是由於骨迷路原發性局限性骨質吸收，而代以血管豐富的海綿狀骨質增生，故稱「硬化」。當侵犯卵圓窗時，可引起鐙骨固定，失去傳音功能，使聽力進行性減退。

耳硬化症的發病率與人種有很大關係，白種人發病率高，黑人發病率最低，黃種人的發病率介於兩者之間。發病人群以中青年居多。雙耳或單耳漸進性聽力下降是這種病的主要症狀，此外還可有耳鳴、韋氏誤聽現象（患者在一般環境中分辨語音困難，在嘈雜環境中聽辨能力反而提高）、眩暈等表現。

最後我們談一下貝多芬的直接死因。

一八二七年三月二十七日，貝多芬去世第二天，病理學醫師華格納對貝多芬的遺體做了全面解剖，發現他的肝臟明顯縮小，堅韌如熟皮革，表面有大小不等的結節。屍檢結果非常明確地顯示：貝多芬有嚴重的肝硬化。那麼，他為什麼會有肝硬化呢？

最常見的肝硬化有兩種：B肝後肝硬化和酒精性肝硬化。

一八二一年，貝多芬在寫給他人的信件中描述了自己的疾病和病痛症狀，首先是「嚴重的風濕病」「身體不舒服」，然後是「黃疸病」「腹瀉」。其中黃疸持續了整整兩個月。因為這次疾病，貝多芬大概療養了七個月。

上述這些症狀，讓人很容易聯想到急性B型肝炎。急性B型肝炎分為黃疸性肝炎和無黃疸性肝炎，急性黃疸性肝炎常伴有非特異低熱和關節痠痛甚至關節炎，很容易被誤認為是風濕病發作。常見症狀還有乏力、食欲減退、厭油膩、噁心、嘔吐、腹瀉等。貝多芬的症狀幾乎完全符合。

急性B型肝炎八五%可恢復正常，一〇%～二〇%可轉變為慢性遷延性肝炎，約三%可轉變為慢性活動性肝炎，一%可轉變為急性重症型肝炎，而慢性肝炎又往往會發展成肝硬化。

我們完全可以合理地推斷：一八二一年夏天，貝多芬患上了病毒性肝炎。其中黃疸持續了兩個月，疾病遷延不愈，轉化成為慢性肝炎並最終發展成肝硬化。

這種推斷仍有兩點不足：其一是歐洲的急性B型肝炎感染率並不高，其二是貝多芬的病情進展太快。貝多芬這次發病是在一八二一年，而死亡是在一八二七年，從急性肝炎到慢性肝炎再發展到肝硬化和死亡，六年時間顯得太短了一些。

還有一種可能性是長期飲酒導致的酒精性肝硬化。

如果說貝多芬的人生有什麼汙點的話，那麼嗜酒貪杯無疑是其中之一。貝多芬的父親是個酒鬼，時常在喝得酩酊大醉後毆打貝多芬，這給貝多芬的童年生活留下了巨大的陰影。但遺憾的是，貝多芬並未吸取父親的教訓，而是步其後塵，成了一個酒鬼。

貝多芬嗜酒到什麼程度呢？由一件事可見一斑。

一八〇八年，三十八歲的貝多芬愛上了自己的學生——十八歲的姑娘特蕾莎。春心蕩漾的貝多芬為特蕾莎精心譜寫了一首溫婉柔美的鋼琴曲，準備在特蕾莎的父親舉辦的宴會上演奏並求婚。然而宴會上的美酒實在太香醇，宴會開始不久，貝多芬竟然喝得酩酊大醉，將求婚的事情拋到九霄雲外。

嗜酒誤事的貝多芬最終沒有抱得美人歸，特蕾莎後來嫁給了別人。後人整理這首樂譜的時候，因為貝多芬的字跡實在太潦草，把《致特蕾莎》弄成了《致愛麗絲》，而這首曲子以「愛麗絲」之名流傳至今。

酒精性肝硬化是長期大量飲酒導致的，一般於五十歲左右出現症狀，男女患者比例約為二：一，患者常於六十歲前後死亡。貝多芬去世那年五十七歲，恰好符合這個規律。

回過頭來再看貝多芬一八二一年記載的那次黃疸發作，除了罹患病毒性肝炎外，還有另外一種可能性，就是酒精性肝病的急性發作。酒精性肝病患者在大量飲酒等原因的誘發下，會患上急性肝炎，導致嚴重肝臟損傷甚至肝功能衰竭，肝細胞大量死亡，肝臟嚴重纖維化。

無論是急性酒精性肝炎還是急性病毒性肝炎，都大大加快了貝多芬的病情進展。

在這次黃疸發作三年後的一八二四年，貝多芬飲酒後大量嘔吐鮮血，這很可能是肝硬化時流向肝臟的門靜脈壓力過高，導致部分血流經側枝繞過肝臟回流，胃底食管靜脈就是主要側枝之一，大量血液經此回流，導致靜脈迂曲擴張，一旦曲張靜脈破裂，就會引起出血。

這次出血雖然曾讓貝多芬擔心，卻沒有讓他戒掉嗜酒的惡習。貝多芬飲酒的習慣一直保持到他去世前。在他臨終的日子裡，醫生已經放棄了救治希望，轉而試圖緩解他的痛苦。醫生知道貝多芬嗜酒，就給他開出了一張用潘趣酒[6]配成的處方。貝多芬到死都在飲酒，也算頗有魏晉名士之風。

根據史料記載，貝多芬去世前出現了黃疸、嘔吐和大量腹水症狀，這都符合肝硬化的表現。一八二六年十二月二十日，醫生為貝多芬實行了腹腔穿刺手術，從腹腔內抽出

[6] 潘趣酒（Punsch），十九世紀奧地利很流行的飲品，用酒、糖、檸檬汁和熱水調製而成，常用來治療感冒。

了七·七公升腹水。此後幾個星期中，醫生又先後為他做了三次腹腔穿刺手術，每次均抽出大量腹水。

一八二七年三月二十六日，交響樂之王貝多芬撒手人寰。綜合臨床資料和屍檢結果，我們基本可以確定，貝多芬死於肝硬化和肝功能衰竭。

沒有被耳聾擊敗的他，最終被酒精和肝硬化擊敗了。

第十交響何處尋，人間再無貝多芬。

3 腳氣病與日本近代史

一八六六年，日本大阪城的將軍府內，中醫和西醫吵起來了。這時候，二十一歲的日本幕府將軍德川家茂，因為嚴重的腳氣病，已經生命垂危，奄奄一息。

很多人可能覺得奇怪：腳氣病？腳氣也會要命嗎？

腳氣病和腳氣是兩碼事。

腳氣，英文Tinea Pedis，學名足癬，俗稱香港腳或腳癬，是由致病性真菌引起的足部皮膚病，具有傳染性，但不會致命。

腳氣病，英文Beriberi，是維生素B1（硫胺素）缺乏導致的，可以致命。維生素B1缺乏會導致所有臟器出現代謝障礙，其臨床主要有兩種類型：

一種稱為乾性腳氣病或癱瘓型腳氣病，患者出現多發性周圍神經炎，引起疼痛和所支配肌肉功能喪失，病變往往由下而上對稱發展。患者常由於小腿肌肉癱瘓，導致只能拖曳著足部行走。隨著病情進展，患者會出現肌肉癱瘓，最終臥床不起，虛弱得無法進食，最終死亡。

還有一種稱為濕性腳氣病或者水腫型腳氣病，疾病損害心臟，導致心功能衰竭和死亡。患者出現厭食、噁心、嘔吐、尿少及周圍性水腫。可查見肝大、胸腔積液、腹腔積液和心包積液體徵。

腳氣病導致的心功能衰竭，中醫稱為「腳氣沖心」，屬於危症。

德川家茂是江戶幕府第十四代將軍，在那個時期，日本醫學還是以中醫為主流，但是西醫也已經逐漸傳入。日本的西醫主要從荷蘭傳入，所以稱為蘭醫；而中醫是從中國傳入的，所以又稱漢醫。

面對將軍的病情，將軍府的中醫們都束手無策。這時候，日本近代史上一個有名的蘭醫出場了，他叫松本良順。

以松本良順為代表的西醫，強烈建議用西醫的方法治療。這遭到了中醫的強烈抵制，他們不僅嗤之以鼻，還認為這屬於數典忘祖。

松本良順十六歲在蘭醫學私塾兼佐倉順天堂的父親那裡學習蘭醫，二十五歲又在日本海軍講習所向荷蘭軍醫學習，屬於當時日本罕見根正苗紅的蘭醫。雖然那時候西醫也不怎麼發達，但是比中醫還是先進不少，代表當時日本最高醫學水準的松本良順對中醫很看不上眼。當然，中醫對他同樣看不上眼。

松本良順那時候三十四歲，正是血氣方剛的年紀。和中醫吵著吵著，火氣上來了，他一拍桌子：「如果蘭醫治不好腳氣病，老子切腹給你們看！」

中醫依然不依不饒：「將軍身體尊貴，你那賤命值多少錢？」

就在這時候，從昏睡中醒來的德川家茂發話了：「松本啊，你既然敢以性命相搏，我要是不敢試試蘭醫，那也太沒種了。」

一錘定音，治療權交到了以松本良順為代表的西醫手裡。

可惜，結局很尷尬。

不久後，德川家茂就病死了。

好在德川家茂是個厚道人，臨死之前特意囑咐：「不得問責松本良順。」

身為一個行醫多年經歷了各種酸甜苦辣的醫生，看到德川家茂臨死前特意囑咐不得為難醫生這一段，我都感動得有點想哭。

一八六六年八月二十九日，幕府將軍德川家茂病死，年僅二十歲。他死的那一天，德川幕府的重臣勝海舟在日記中只有一句話：「德川家，走向了滅亡。」

對於德川家茂，勝海舟給予了相當高的評價：「因為過於年輕而被這個時代所玩弄。如果活得久一點，或許會成為一個名留青史的英邁君主。」

德川家茂死得實在不是時候。

當時的日本面對列強叩關侵略引發的民族危機，日本處在兩個前途、兩種命運大決戰的關鍵時期。以幕府為代表的一方，力圖維護傳統的幕府統治，內部的開明派同時也積極主張學習西方，以幕府為主導進行改革。而以西南強藩為代表的另一方，則力圖推翻幕府統治，以天皇的名義進行全面改革。

那麼，哪種模式對於日本前途最有利呢？很明顯是後一種。因為日本天皇雖然號稱萬世一系傳承不斷，卻一直是個擺設，沒有實權，實權掌握在幕府手中。

在舊體制下，幕府有巨大的既得利益，僅直屬的領地就有八百萬石收益。幕府主導的改革，很可能和中國的洋務運動一樣，雖然能收到一些成效，卻無法從根本上改造日本的政治體制。

而天皇長期處於無權狀態，改革對其利益損傷不大，甚至有益。日本皇族常年仰幕府鼻息，過慣了窮日子，沒有清皇室那種奢靡之風，改革的阻力遠沒有當時的中國那麼大。

在近代史上，中日兩國幾乎同時開始了自救運動。中國選擇了不觸動政治體制的洋務運動，而日本則進行了徹底得多的明治維新。中日兩國所選的不同道路，其實主要與兩個皇室的權力大小有關。中國高度中央集權，清皇族為維護既得利益，堅決不肯搞政治改革。日本天皇由強藩扶持上臺，沒有獨掌大權的能力，得以推行較為徹底的政治改革。

這兩種不同的改革路線，決定了中日兩國的百年國運，造成了中國近代百年國恥，這是後話。

德川家茂病的時候，幕府和倒幕強藩的爭鬥正處於白熱化狀態，幕府對帶頭倒幕的長州藩發動了第二次征長戰，而長州藩也不示弱，與薩摩藩聯盟，與幕府軍對抗。當時前線的情勢對幕府不利，但並非無法支撐，勝負尚難預料。

然而德川家茂在這個時候死了。

德川家茂死亡的消息雖然被幕府嚴密封鎖，但還是很快傳到前線。本已經平靜的前線局面瞬間大變，征長戰以幕府的完敗告終。

同時，幕府也被繼承人問題搞得焦頭爛額。德川家茂臨死前指定了繼承人，但這個繼承人只有三歲，在這種複雜局面下讓一個小孩子繼承將軍的位置，簡直是開玩笑。幕府家臣們商量好久，最後選擇了後來的末代將軍一橋慶喜繼位，他改名為德川慶喜。

德川慶喜是一個淡泊名利的人，他本來早就該當將軍，但他把位置讓給了德川家茂。德川家茂死了，家臣又找他繼位，他還是推三阻四。德川慶喜繼位後也採取了一些措施，試圖維護幕府統治，但最終選擇了和平交權，奉還大政於天皇。而倒幕派也沒有太難為他，他作為富家翁於七十七歲壽終正寢。

松本良順最終沒有切腹，而是灰溜溜地離開了將軍府。不過這事兒也真不能怪他醫術不精，在那個年代，醫學對腳氣病的病因並不瞭解，也沒有有效的治療方案。

德川家茂為什麼會得腳氣病呢？

首先要怪日本的飲食傳統。

我們在前面講過，腳氣病是由維生素B1缺乏導致的，維生素B1又稱硫胺素，可以從食物中攝取。穀類、豆類、堅果類、瘦豬肉及動物內臟等食物是維生素B1的豐富來源。六七五年，日本天武天皇頒布了「肉食禁止令」，禁食牛、馬、犬、猿（猴）、雞之肉。在佛教教諭和天皇禁令的雙重影響下，絕大多數日本「有識之士」索性一刀切，放棄了一切四腳獸類的肉，進入了只吃魚的半素食時代，而且貴族絕不吃肉，窮人才吃「低賤」的肉。維生素B1在蔬菜、水果和魚類中含量很低，日本貴族這種半素食的飲食習慣，容易造成維生素B1的缺乏。

而且，日本人有吃生魚的習慣，某些鮮魚和甲殼類體內有一種能破壞硫胺素的酶——硫胺素酶。硫胺素酶加熱後會失去活性，如果魚類不加熱直接生吃的話，未失去活性的硫胺素酶會破壞食物中的硫胺素，也就是維生素B1。

其次要怪德川家茂太有錢。

即使日本有半素食的飲食習慣，即使日本習慣吃生魚，但腳氣病在日本發生率依然極低，而主要的患者，就是德川家茂這樣的有錢人。當時江戶這地方有錢人多，所以腳氣病一度被稱為江戶病。

原因很簡單，維生素B1在米、麥和玉米的表皮（米糠、麥麩）之中含量也很豐富。日本絕大部分人吃的糙米中，並不缺乏維生素B1。

但德川家茂有錢，他吃的是精米。精米在加工過程中，除了脫殼外，還要用木杵去搗，以去除稻米最外面的薄層，即糠，之後還要在空地上翻揚，利用風力將富含維生素B1的碎糠徹底去除。經過加工的精米，口感和外觀都比糙米要好，但維生素B1的含量則大大下降。

但這還沒完。將軍有錢，做飯用的精米自然要好好淘洗，而維生素B1是溶於水的，經過這一折騰，又損失不少。洗的次數越多，洗得越仔細，維生素B1損失得越多。

在最後煮米的過程中，殘餘的維生素B1再次被水溶解，而將軍大概是不會喝米湯的。

不僅不喝米湯，估計還會經常喝點酒，而酒的代謝，會消耗維生素B1。

在這種情況下，德川家茂因為維生素B1缺乏而生病乃至去世，也就不意外了。事實上，德川家茂的妻子最後也是死於腳氣病。

腳氣病雖然可怕，但在一八七〇年，它也只是局限在以稻米為主食的地區的一種罕見疾病。

一八七〇年，以蒸汽為動力的碾米機被發明出來，這種機器可以一次性研磨大量稻米，成本低廉，速度快，碾出的白米外觀好，口感好，不易腐敗，可以長期儲存。隨著這項新興技術的迅速普及，在包括日本在內的以稻米為主食的國家和地區，腳氣病發病率出現了爆發式增長，一躍成為殘酷可怕的流行病，成為一個嚴重的健康問題。在以精米為主食的日本軍隊中，這個問題尤為突出。

在一八七八年至一八九二年間，日本海軍平均每年有三分之一應徵入伍的水兵因為腳氣病而病倒。一八七八年，日本海軍龍驤號在一次前往紐西蘭的訓練航行中，船上兩百七十八名水兵中有一百六十一人得了腳氣病，有二十五人死亡。

一八八二年，朝鮮京城事變，日本海軍與清政府海軍在海上對峙。事變最終未變成日本與清政府間的戰爭，但大量的腳氣病患者卻讓日本海軍將領感到極度的恐慌。大量非戰鬥減員嚴重打擊了日本海軍的戰鬥力，日本海軍哀嘆：「不解決腳氣病的問題，日本海軍就沒有存在的意義。」

由於西方基本沒有這種疾病，所以來日本的西方醫生對此束手無策，以為是日本特有的一種風土病。還有的醫生推測其病因為「血液的變質」，或以為是由某種不明微生物傳染所致。

如果沒有那個叫高木兼寬的人，也許，甲午戰爭就不會爆發。

高木兼寬，日本海軍軍醫，因解決日本海軍腳氣病問題被封為男爵。

為解決海軍腳氣病問題，高木兼寬潛心研究了大量資料。最後，一份日本海軍築波艦一八七五年的航海記錄吸引了他的目光。該艦赴海外訓練期間，有大量腳氣病患者出現。但仔細區分其發病日期，發現該艦停靠美國海岸期間無人患病。同樣的現象還見於該艦一八七七年去澳洲的航海記錄中。高木兼寬對這批士兵進行了調查，其中有人提到的「大家都很高興，唯有麵包令人甚不習慣」這句話引起了他的注意：腳氣病是否與士兵的飲食有關？

高木兼寬經過認真的調查分析，發現與歐洲海軍相比，日本海軍士兵蛋白質攝入量極低，在腳氣病大規模發病時尤其如此。他以此推斷腳氣病是飲食中缺乏蛋白質導致的，並參考歐洲海軍的飲食，嘗試改變日本海軍的飲食結構，增加肉類和牛奶。

高木兼寬對腳氣病的解釋是錯誤的，但是，歪打正著，他的措施是對的。那一年，他的艦隊只有十四例腳氣病病例，無人因此死亡。

為了驗證自己的理論，高木兼寬遊說重臣，面謁天皇，爭取到五萬元特別航海費，日本海軍以高木兼寬確定的新的飲食配置，派「築波」號重走當年「龍驤」號的遠航路線。結果，航行全程中僅有十五名腳氣病患者，其中有八名是因習慣問題無法按規定食用肉類，四名未食用煉乳。無人死亡。

一八八七年，日本海軍全體採用高木兼寬制定的飲食標準，此前每年有超過一千名腳氣病患者的海軍，當年僅三人患病。

擺脫了腳氣病困擾的日本海軍，將猙獰的目光望向了中國。

七年後，一八九四年，甲午戰爭，日本海軍全殲大清北洋水師。

這一仗，打出了日本百年國運，也打出了中國百年國恥。

日本舉國歡慶的人群中，想必既有松本良順，也有高木兼寬。

然而，日本陸軍就沒這麼走運了。

高木兼寬的蛋白質不足學說，並沒有得到日本陸軍的認同。日本陸軍軍醫首長森林太郎，堅信腳氣病是未知細菌感染造成的，除了以改善環境衛生的方法來預防腳氣病外，他認為有強大殺菌作用的雜酚油應該是可以治療腳氣病的。

一九〇四年，日俄戰爭爆發，日本陸軍給士兵配發了大量由雜酚油製成的藥丸，並規定士兵按時服用。他們給藥丸起了個很威風的名字——征露丸。露，即露西亞，就是俄羅斯。征露，就是征服俄羅斯。二戰後改名為「正露丸」，直到現在都很暢銷。

然而，「征露丸」征服不了腳氣病，整個日俄戰爭期間，日本四十萬總兵力中，九萬～二十萬人患上了腳氣病，其中，三千九百五十六人死於腳氣病，嚴重影響了部隊的戰鬥力。戰鬥死亡的五萬八千三百八十七人中，很多人的死亡應該和腳氣病有間接關係。這場戰爭日本雖然取勝，但傷亡之慘重遠超預期，戰前的目標，也只達到一部分。

這和軍隊中腳氣病流行有很大關係。

戰爭結束後，陸軍軍醫局因此事受到彈劾。陸軍軍醫局為自己辯解的理由之一是：「不能相信非東京大學的研究。」實際上，高木兼寬提出蛋白質與碳水化合物比例失調作為病因解釋後，與東京大學、陸軍軍醫之間就始終處於論戰的狀態。眼見為實的預防效果並不能使對方放棄自己的主張。

這其實也不能全怪陸軍軍醫和東京大學。一則高木兼寬的理論確實是錯的，二則與當時國際醫學潮流有關。那個時候，細菌學說方興未艾，德國細菌學家柯霍和法國細菌學家巴斯德的事業如日中天。受此影響，研究者在尋找疾病原因時，注意力往往都集中在微生物感染上。

微生物感染理論也影響了另外一位與高木兼寬幾乎同時研究腳氣病的荷蘭科學家——克利斯蒂安．艾克曼。

一八八六年，二十八歲的艾克曼來到爪哇島，協助佩克爾哈林對腳氣病進行研究。這項研究是由荷蘭政府資助的，因為當時爪哇島是荷蘭殖民地，當地流行的腳氣病令荷蘭政府頗為頭疼。

佩克爾哈林堅信腳氣病是細菌感染導致的，並以此為方向進行了八個月的研究，認為自己已經找到了病原菌，覺得大功告成，就班師回朝了，留下艾克曼打理實驗室。

艾克曼沿著佩克爾哈林的思路繼續研究，他把從腳氣病患者屍體中提取的血液和其他組織注射到健康的兔子身上，期待這些兔子因為感染而出現腳氣病症狀，但是實驗失敗了。

艾克曼有點困惑了，難道是實驗動物有問題？他決定改為用雞來做實驗。為了節省成本，他的一位助手從附近駐軍醫院撿回吃剩的精米餵養這些雞。

然而讓艾克曼抓狂的事情出現了：這些雞無論是否接受注射，都會在六週左右出現和腳氣病表現極其相似的多發性神經炎的症狀。而此後，讓他更抓狂的事情出現了：忽然之間，所有的雞又都痊癒了。

艾克曼一點點地篩查可能的原因，最終發現醫院更換了一個廚子，這個節儉的廚子認為給普通的雞吃軍隊的精白米飯非常不合適。而雞不再食用精米後，多發性神經炎很快就好了。

艾克曼再次嘗試以精米餵雞，雞又出現了多發性神經炎的症狀。把精米加工時去除的米胚和糠皮重新加入雞飼料後，雞又痊癒了。

艾克曼又找了監獄裡的犯人做實驗，讓兩組犯人食用不同的稻米，結果發現，在配給精米的監獄，犯人腳氣病發病率遠遠高於配給糙米的監獄。

到這個地步，艾克曼距離真理的大門不是一步之遙，而是半隻腳已經踏進了真理的大門。但是，對細菌學說走火入魔的他，卻提出了一個令人啼笑皆非的解釋。

他認為，腳氣病是由病菌引起的，病原細菌就在精米中，而糙米之所以能夠治療腳氣病，是因為它含有糠皮，而糠皮含有可以抑菌的因子。他甚至從糠皮中發現了這種水溶性的因子，取名為「腳氣病病菌解毒劑」。

艾克曼終究沒能找到他朝思暮想的病原細菌。一八九六年，艾克曼瘧疾復發，離開爪哇島，從此沒有回來。接替他的，是另一名荷蘭軍醫格林斯。格林斯在艾克曼工作的基礎上大膽地提出：腳氣病是身體缺乏某種微量物質所導致的，而這種物質存在於米的糠皮中。

艾克曼逐漸認同了格林斯的想法。兩人後來共同發表了一篇論文，提到精米中缺少一種對健康來講不可或缺的物質，缺乏此物質可導致腳氣病或多發性神經炎。這是一九〇六年，距離維生素這個概念的正式提出尚有六年時間。

可惜，後來艾克曼腦子進水又改了主意，重新認為腳氣病是細菌感染引起的，並為此和另外一位堅持腳氣病是毒物導致的醫生狄倫沒完沒了地打口水仗，幾乎到了水火不容的地步。

一九二九年，艾克曼與另外一位在維生素研究領域做出傑出貢獻的科學家，共同獲得諾貝爾醫學獎。在頒獎典禮上的發言中，艾克曼依然認為腳氣病是細菌感染導致的。

一九三一年，德國哥廷根大學的化學家溫道斯與他人一起，從酵母中分離出硫胺素結晶。

一九三三年，美國科學家羅伯特·威廉斯分析出了硫胺素的分子式。

一九三六年，人工合成硫胺素成功。

一九三七年，人工合成的硫胺素在新加坡用於救治累及心臟病的腳氣病患者獲得成功，十名接受治療的患者全部存活，而之前這種形式的腳氣病死亡率是百分之百。至此，人類徹底戰勝了腳氣病。

此時，曾險些為此切腹的松本良順已經去世三十年，高木兼寬去世十七年，艾克曼去世七年。

4 當移民遇到本地人：尼安德塔人的滅絕與印地安人的命運

據說，人類有三個終極的哲學問題：我是誰？我從哪兒來？我要到哪兒去？幾千年來，這三個問題折磨著無數聰明人。我當年讀大學的時候，有一段時間也沉迷於哲學，如王陽明格竹般煞有其事地認真思考過這幾個問題，結果自然是徒增煩惱。好在學業繁忙兼少年心性，很快就把這個問題拋諸腦後，繼續快快樂樂沒心沒肺地過日子了。

但是，無論走到哪裡，都時常會有人問：「你是哪裡人？」這當然不屬於哲學問題，但也並非那麼好回答。我老家在山東，戶口在北京，國籍是中國。所以，如果外國人問我，我就說我是中國人；如果外省人問我，我就說我是北京人；如果北京原住民問我，我一般回答自己是山東人。

之所以在北京原住民跟前不能說自己是北京人，是因為老北京人對「北京人」的定義與我們想像的有所不同，在他們眼中，身分證首位數字不是一的，就算有北京戶口，也不算正宗的北京人。

這也無可厚非，在中國這種鄉土觀念極其強烈的地方，原住民對於外來移民或多或少都有種說不清道不明的複雜感情，甚至有些許的敵意。外來移民給這座城市帶來了繁榮，但也確實給原住民造成了很大的困擾和競爭壓力。

一般而言，這種複雜的感情會被文明社會的規則壓制著，但偶爾，這種敵意也會不自覺間暴露出來，讓人覺得很不舒服。

在一次酒席上，一個北京朋友喝了點酒，就對我這樣的「外地人」表示不滿。到最後我有點聽不下去了，於是有了這麼一場對話——

我說：「什麼北京人、外地人的，你不也是外地人嗎？」

他說：「胡說，我是從小在天安門廣場放著風箏長大的。」

我說：「天安門剛建那會兒，我們家比你家離天安門還近呢。」

他說：「瞎說，我是正經旗人，你不是山東人嗎？」

我說：「是啊，北京城剛建那會兒，你們家在東北松花江上呢。我們現在不提驅除韃虜恢復中華就不錯了，你還好意思說我們是外地人。」

其實，什麼本地人、外地人的，從根上講，大家都是移民。我們的祖籍都在非洲。大概十萬年前，現代人類的共同祖先智人走出非洲，分布到世界各地，我們中國人，也是這些智人的後代。

什麼？你說周口店有幾十萬年前的北京人化石？抱歉，他們是比我們的祖先早幾十萬年走出非洲的古人類，他們已經滅絕了，而且有可能就是被我們的祖先智人滅絕了，那時候外地移民和本地原住民的衝突，可比現在要激烈得多。

人類的起源是個非常有意思也非常複雜的課題，一百多年來，科學界一直爭論不休。隨著基因分析等研究方法的應用，一些觀點逐漸被普遍接受。

一般認為，人類祖先起源於非洲。大約六百萬年前，人類和自己的近親黑猩猩分道揚鑣，在成為萬物之靈的道路上艱苦而頑強地向前邁進。這期間，人類先祖可能曾經三次大規模地走出非洲。

第一次走出非洲的時間大概是一百九十萬年前，而第二次走出非洲的時間是四十二萬～八十四萬年前，第三次走出非洲則是在八萬～十五萬年前。當然，關於走出非洲的時間，說法很多，這些說法動輒差距數十萬年，大家如果在別的資料上看到的數字和我的不同，也不必驚訝。

在北京周口店發現的北京猿人化石，距今大概六十萬年，其正式名稱是「中國猿人北京種」，應該是早期走出非洲的猿人後裔。北京猿人和我們有共同的祖先，但不是我們的直系先祖，我們的祖先是最後一批走出非洲的智人。

智人走出非洲後，不可避免地遭遇了早期走出非洲的那批親戚。在遭遇智人後，這些親戚的下場都比較悲慘，其中比較有代表性的，是尼安德塔人。

大約在一百萬年前，歐洲終於有了人類的足跡，這些早期走出非洲的人類也在持續不斷地繁衍和進化，以適應新的環境。大約五十萬年前，海德堡人的足跡踏遍了歐洲大陸。海德堡人後來發展成了尼安德塔人。從二十萬年前開始，尼安德塔人統治著歐洲和西亞。

相對於再次走出非洲的智人而言，尼安德塔人並不遜色。他們腦容量更大，身體更強壯，更適應寒冷的氣候，他們能使用火和捕獵工具，懂得照顧傷患，他們甚至在山洞中留下了大量精美的壁畫，顯示他們已經進化到一個相當高的階段。十萬年前，有幾群智人向北遷移到地中海東部，侵入了尼安德塔人的領土，但沒能攻下這塊領地。七萬年前，智人再一次從非洲出擊，尼安德塔人卻在智人的這次進攻下滅絕了。當然，這個過程經歷了很長的時間，尼安德塔人大概滅絕於兩萬八千年前，雙方共存了很長時間，其間尼安德塔人和智人還曾經交配並生育後代。雖然分隔數十萬年，但他們和智人之間並沒有出現生殖隔離。

最近對尼安德塔人的ＤＮＡ序列研究顯示，我們現代人類的基因有一～四％源自於尼安德塔人，歐洲人後裔尤為顯著。這其中包括很多與疾病相關的基因，比如，第二型糖尿病的風險基因SLC16A11就來自尼安德塔人。除此之外，狼瘡、克隆氏症、原發性膽汁肝硬化等疾病也和尼安德塔人的基因有關。

關於尼安德塔人的滅絕原因眾說紛紜，至今沒有定論。但無論哪種學說都顯得非常牽強。我們之前說過，尼安德塔人在進化程度上並不比智人低多少，他們甚至更強壯，更能適應當地的寒冷環境。更重要的是，他們在這個地方已經繁衍生息了數十萬年，與長途跋涉前來的一兩個智人部落相比，他們在數量上無疑有壓倒性的優勢。雖然與智人相比，他們沒有投擲性武器，但他們並非沒有學習的能力和機會。要知道，雙方甚至曾經交配並生育了共同的後代。

那麼，尼安德塔人到底為什麼滅絕了呢？有一段時間，我對美洲的歷史非常感興趣，在瞭解了美洲印地安人的命運後，我對尼安德塔人的滅絕原因有了自己的想法。

如果我們比較一下印地安人和尼安德塔人的命運，就會發現，兩者的相似程度令人震驚。

尼安德塔人和智人有共同的祖先，兩者在幾十萬年前才分道揚鑣，尼安德塔人的祖先走出了非洲，最終占領了歐洲和西亞。而印地安人和歐洲殖民者都是智人的後代。大約一萬兩千年前，現在的白令海峽因為海平面下降而形成陸橋，極少數西伯利亞獵人經過這個陸橋來到美洲大陸，在此繁衍生息。當海水淹沒陸橋後，他們便與舊大陸完全隔絕了。

尼安德塔人遭遇智人後被滅絕了，歐洲殖民者來到美洲後，也很快反客為主成了新大陸的主人，原住民印地安人的數量快速減少，在美洲很多地方，印地安人甚至被消滅了。尼安德塔人作為一個種群總體上已經滅絕了，但他們透過和智人的交配將少量基因流傳了下來。美洲現在已經是一個以白人為主體的地區，再經過一段漫長的時間後，印地安人作為獨立的族群也許就不存在了，但由於長期的通婚，美洲白人中也已經混入了印地安人的基因。

既然兩者的命運如此相似，那麼，或許我們能從印地安人的命運中，找到尼安德塔人滅亡的原因。

印地安人為何險些被滅絕呢？很多人歸結為殖民者的屠殺，這並不是事實。當殖民者開始征服新大陸時，他們其實並沒有壓倒性的優勢。固然，歐洲殖民者擁有火槍和馬匹，而印地安人尚處在青銅時代，但當時的火槍技術並不先進，傳統兵器依然是主要作戰武器，對於殖民者的馬匹，印地安人也很快找到了對付的辦法。

當時的美洲大陸，估計最少也有五千萬人，相對殖民者來說，印地安人擁有壓倒性的人數優勢。當時的印加帝國和阿茲特克帝國都是統一的大國，擁有數十萬戰士。如果沒有意外，歐洲殖民者是不可能在短時間內征服印地安人的，更不要說屠殺滅絕數千萬印地安人了。

退一步說，即使殖民者征服了這幾千萬印地安人，也不可能選擇把他們趕盡殺絕。因為新大陸的開發需要大量的勞動力，殖民者最明智的選擇是奴役而不是消滅印地安人。事實上，當印地安人大量死亡後，殖民者不得不從非洲大量買入黑人作為勞動力開發美洲。

說了那麼多，到底是什麼導致了印地安人險些被滅絕呢？

因為一個人，因為一種病。

一五二〇年六月三十日夜，在西班牙史書上有一個名字——淚水之夜。在這一晚，西班牙殖民者在阿茲特克帝國首都特諾茲提朗遭到伏擊，幾乎全軍覆沒，一千三百人中，只有四分之一僥倖突圍。如果不出意外的話，這些殘兵敗將很快將被阿茲特克帝國的數十萬大軍徹底消滅。

就在此時，意外出現了。

獲勝的阿茲特克人在處理屍體的時候，發現了一具特殊的屍體，這具屍體全身是黑色的，用水也洗不掉。第一次見到黑人的阿茲特克人非常好奇，全城的人都跑來圍觀這具屍體。

這個死去的黑人名叫法蘭西斯科．德．巴古拉，這個名字是他的西班牙主人給他取的。而他，是一名來自非洲的奴隸，他身上帶有天花病毒。

天花已經在歐洲肆虐了上千年，主要在未成年人中流行，成人由於幼年感染過天花，已經具備了對天花的長期免疫力。

巴古拉身上攜帶的天花病毒來自非洲，是一種很古老的天花病毒。這種病毒對於已經飽受天花考驗的歐洲人沒有太大的殺傷力，但對印地安人來說無異於滅頂之災。

美洲印地安人的祖先，是幾十個一萬兩千年前從陸橋來到美洲的獵人。換言之，這幾千萬印地安人，全部是這幾十個人的後代，這導致印地安人的基因相對單一。而印地安人的祖先此前從未接觸過天花病毒，不像歐洲人和非洲人那樣經過長期的自然選擇，已經具備對抗這種疾病的能力。

天花病毒在印地安人中快速傳播開來，死亡率高達九〇%。天花同時還摧毀了印地安人的抵抗意志，面對大量死亡的同胞以及瘟疫無法傷害的殖民者，印地安人只能視之為天意。

一百年間，九〇%的印地安人被天花病毒和殖民者帶來的其他傳染病消滅了，印地安人徹底喪失了和殖民者對抗的本錢，也徹底失去了美洲大陸。

對比一下美洲和非洲的歷史，我們會發現兩地原住民的結局完全不同。同樣面對歐洲殖民者，非洲人的社會發展程度甚至還不如美洲印地安人，印地安人已經建立起龐大的帝國，而非洲人大部分還停留在原始部落時期。

但是，印地安人徹底失去了美洲，非洲人卻沒有失去非洲。殖民者占領了非洲，奴役了非洲，卻無法改變非洲的人口結構。現在非洲也有部分白人殖民者後裔存在，但黑人依然占據壓倒性優勢。不僅如此，被販賣到美洲的黑人奴隸後裔，甚至也在美洲占據了一席之地。

原因其實很簡單：非洲號稱疾病的故鄉，那些人類歷史上赫赫有名的傳染病，絕大部分起源於非洲。殖民者開發非洲的最大阻力，不是當地黑人原住民的反抗，而是令殖民者痛苦不堪的惡劣自然環境和熱帶疾病。所以，殖民者雖然在非洲大肆掠奪礦產和其他資源，卻沒有在非洲大量殖民。他們寧可選擇到雖然遙遠但更適合他們居住的美洲大陸殖民，寧可千里迢迢地將非洲黑奴販賣到美洲。

疾病，讓印地安人失去了美洲，卻讓黑人保住了非洲。

回到最初的問題：歐洲曾經的原住民尼安德塔人為何敗給了後來的智人？

也許，這不過是美洲印地安人悲劇的提前預演：走出非洲的智人身上，攜帶了某種對自己基本無害，但對於已經離開非洲數十萬年的尼安德塔人有巨大殺傷力的細菌或病毒。這種細菌或病毒在短時間內造成了絕大多數尼安德塔人的死亡，並繼續肆虐了千百年的時間。智人移民就像後來的歐洲殖民者一樣，輕鬆地變成了歐洲大陸新的主人。尼安德塔人作為一個種群被徹底消滅，只有少量的基因透過和智人的交配流傳了下來。

5 大衛的雞雞到底小不小？

即使對西方歷史很生疏的人，大概也都聽說過大衛和所羅門這兩個名字。大衛是所羅門的父親，兩人分別是以色列王國的第二任和第三任國王，在兩人統治期間，以色列王國達到空前強盛的地步。

大衛生於伯利恆，出身貧賤，是一個牧羊人，他是家中第八個孩子。作為《聖經》中的神選之人，大衛的成名之戰是尚未成年就在決鬥中戰勝了以色列人的敵人——非利士巨人歌利亞。

根據《聖經》記載，以色列人和非利士人當時在兩個山頭上紮營，隔著一座山谷對峙。非利士人中有個巨人歌利亞在陣前向以色列人挑戰，要人出來和他單挑，整整四十天，以色列人無人敢應戰。這時候，給哥哥送飯的大衛到了軍營，看到敵人如此囂張，主動要求出戰。他謝絕了掃羅王的鎧甲武器，就穿著牧羊人的衣服，在河裡撿了五塊鵝卵石，拿著牧羊人的投石器，然後告訴歌利亞：「我戰勝你不靠武器，而是靠耶和華之名。」他用投石器將鵝卵石投出，正中歌利亞前額，把歌利亞打死了。

說實話，我看完這段記載之後，總覺得歌利亞是笨死的。

《聖經》上對歌利亞是這樣描述的：從非利士營中出來一個討戰的人，名叫歌利亞，是迦特人，身高六肘零一虎口。頭戴銅盔，身穿鎧甲，甲重五千舍客勒；腿上有銅護膝，兩肩之中背負銅戟；槍桿粗如織布機的機軸，鐵槍頭重六百舍客勒。有一個拿盾牌的人在他前面走。

歌利亞身高三米以上（腦下垂體腫瘤患者？），他的裝備有多重呢？僅僅鎧甲和槍頭就有五六〇〇舍客勒。我查了一下，一舍客勒相當於一一・二五克，五六〇〇舍客勒相當於六・三公斤，如果再加上銅盔、銅護膝、銅戟以及槍桿，他的裝備重量大概有一〇〇公斤。

說白了，歌利亞屬於重裝步兵，這兵種只適合近戰，所以歌利亞只能在那裡罵陣讓敵人出來和他面對面決鬥。如果讓他主動進攻，不等越過山谷跑到對方山坡上，就早累趴下了。

對付歌利亞這樣沒有配備弓箭、裝備笨重難以移動的重裝步兵，投石器這樣的遠端攻擊武器簡直再合適不過了。大衛不穿鎧甲，移動靈活，只要和歌利亞保持足夠的距離，歌利亞就只有被動挨砸的份兒。大衛是一個牧羊人，投石器是他日常看護羊群時用來對付野獸的工具，想必用得爐火純青、準頭極佳，投石器可以將鵝卵石加速到很高的速度，如果擊中頭部，砸暈甚至砸死一個人是完全沒有問題的。

總之，大衛戰勝歌利亞，雖然離不開耶和華的保佑，卻也是靠自己的聰明才智做到的。這就是所謂的「自助者，天助之」吧。

大衛戰勝歌利亞的故事，隨著《聖經》在西方廣為流傳，普及程度大概類似中國的牛郎織女的故事。所以後世以此為題材的藝術作品也非常多，其中最著名的，自然是義大利的國寶——米開朗基羅雕塑的大衛像了。

這座舉世聞名的雕塑，是米開朗基羅接下的一個二手活。大衛像的石材是一塊精美的白色大理石，來自阿爾卑斯山卡拉拉採石場。一四六四年，雕刻家多那太羅簽約完成一座大衛像，作為《舊約》中的十二個英雄雕像群的一部分，但不知為何中途放棄，這一放就是幾十年。一五〇一年，二十六歲的米開朗基羅被選中繼續完成這件作品，他用了兩年多時間，完成了這件驚世名作。

米開朗基羅的大衛像，描繪的是大衛迎戰歌利亞的情景，其美麗使人驚嘆。整個雕像的肌肉、毛髮，甚至手臂的血管都維妙維肖，被稱為西方美術史上最值得誇耀的男性人體雕像之一。不過，米開朗基羅把大衛雕成了全裸的，沒有給他穿上牧羊人的衣服，這在當時引起了巨大爭議，最後雕像被穿上二十八片銅製無花果樹葉來遮羞。

但是，很多看過這個雕像的人都不由得有個小小的疑問：大衛的雞雞，為——啥——那——麼——小？

大衛像高二．五米，曾經有好事之徒計算過，如果當時尚未成年的大衛的身高按照一五〇公分計算，他的雞雞長度只有四公分左右。

在很多人心目中，雞雞代表男人的陽剛之氣，像大衛這麼威猛的男人，必定有個又粗又長的雞雞。對於大衛的雞雞如此短小，很多人非常不滿。

那麼，大衛的雞雞是不是真的短小呢？

不是的，別忘了，人家還是未成年人，正在發育呢。

大衛戰勝歌利亞時的年齡難以考證，但從他幾個哥哥都當兵而他只能放羊、送飯來看，他肯定尚未成年，最多也就十二歲。

二〇一〇年，《中國男科學雜誌》發表了一篇文章，作者測量了三二二一名二～十八歲男性的雞雞長度。測量結果顯示，十二歲男孩雞雞的平均長度是三．五一公分，十三歲男孩雞雞的平均長度是四．三四公分。雖然不同人種之間存在差異，中國男孩雞雞的長度可能和猶太人的並不一致，但至少可以作為一個參考。以中國男孩雞雞的平均長度來看，大衛的雞雞長度完全在正常範圍內。更何況，大衛當時處在作戰狀態，精神高度緊張，這種情況下雞雞會高度收縮，處在最為短小的狀態。

除了生理方面的原因，米開朗基羅把大衛的雞雞做得比較小，還和古代歐洲人的審美有關。

米開朗基羅是文藝復興時期的藝術家，「文藝復興」一詞的原意是指「希臘、羅馬古典文化的再生」。那個時候藝術家的審美，也就不可避免地深受古希臘的影響。

古希臘人心目中的帥哥是什麼形象呢？答案是：小而細，錐形，覆蓋有包皮。希臘劇作家阿里斯托芬曾經寫道：「只要你依照我的話去做，只要你為這些事情上心，你就永遠會有閃亮的胸膛、亮麗的肌膚、寬闊的肩膀、小巧的舌頭、健碩的臀部，以及玲瓏的雞雞。但如果你追隨他去，你的皮膚就會變得蒼白，肩膀就會變窄，胸部就會萎縮，舌頭就會變大，臀部就會窄小，雞雞也會膨脹。」

古希臘人並不和現代人一樣推崇大雞雞，他們認為大雞雞是淫蕩醜陋的象徵。我私下覺得，這可能和希臘人喜歡搞基有很大關係。順便說一句，他們對大乳房也不喜歡，大名鼎鼎的斷臂維納斯就是A罩杯。

在這種情況下，師從古希臘人的米開朗基羅把大衛的雞雞雕得比較小巧，也就合情合理了。

此外，大衛像連座高五米多，人們看的時候需要仰視，如果把雞雞雕得比較大，有些有礙觀瞻。這可能也是米開朗基羅把雞雞雕得比較小的原因之一。

但是，中國的傳統卻和古希臘截然不同。幾千年來，中國男性一直極度重視雞雞的大小，認為雞雞的大小和男人的性功能和陽剛之氣密切相關，擁有一個又粗又大的雞雞，自古以來就是中國男人的夢想。

這種大雞雞崇拜，已經深入中國文化的骨髓。

中國人最敬畏最崇拜的是什麼？是祖宗。在傳統社會，中國人最高的人生目標，就是光宗耀祖，最大的羞恥則是「愧對列祖列宗」。

那麼，「祖宗」又是什麼呢？「祖」，也就是「且」，祖的甲骨文字形，就是露出龜頭的勃起的雞雞。所以，中國的祖先崇拜，本質是一種生殖器崇拜。

在遠古時代，人們為了紀念祖先，用石頭或者陶器做出男性祖先的雞雞的形狀，這就是石祖和陶祖。後來祖先越來越多，性器也不再堂皇，就換成了形狀和「祖」相似的石碑和木碑。為了供奉神主，又蓋起了房子，供奉祖先的房子，就是「宗」。

由此，我們也就不難理解為什麼中國傳統文化中，男性對於自己雞雞的大小如此重視了。而中國很多男人，也因此患上雞雞焦慮症，總覺得自己的雞雞過於短小，認為自己性能力不足。

明末清初的大才子李漁，曾經寫過一部極其有名的作品，叫《肉蒲團》，這本書後來被列入中國四大禁書。在這本書中，李漁深刻地刻畫了中國男性對大雞雞的嚮往，以及對雞雞大小與性能力之間關係的深信不疑。

主人公未央生是個讀書的富家子弟，「賦性好淫，以女色為命」。未央生以遊學為名，前往京城獵豔，一日在郊外遇一俠盜賽昆侖，兩人同拜兄弟。未央生讓賽昆侖幫他勾引良家婦女，賽昆侖要先檢查他雞雞的大小，檢查完嘲笑他「不知分量，自家本錢沒有別人三分之一，也要去偷別人老婆」「你這樣的本錢，這樣的精力，只要保得自家妻子不走邪路就夠了，萬不可癡心妄想，去玷汙人家女子」。

備受打擊的未央生為此懊惱不已，甚至痛哭。不想機緣巧合，碰到了號稱「能使微陽變成巨物」的天際真人，天際真人幫他做了雞雞增大術。具體做法是：找一條公狗、一條母狗，在兩狗交配之時切斷公狗的雞雞，割開母狗的陰部取出來，切成四條。然後把人的雞雞麻醉，割開四條深縫，每條縫裡塞上一條，敷上收口靈丹。待傷口癒合後，「在外面看來，已比未做時節長大幾倍；收入陰中，又比在外時節長大幾倍」。

做了雞雞增大術的未央生性能力飆升，此後尋花獵豔，縱橫花叢。直到後來因果報應，妻子淪為妓女，才幡然悔悟，自己割掉了雞雞，出家為僧。

那麼，雞雞到底多大屬於正常？雞雞的大小真的和性功能有直接關係嗎？

先說第一個問題。

在疲軟狀態下和勃起狀態下，大小差別很大。一九八一年，劉國振在《解剖學通報》上發表了研究結果，對一千名十八～三十歲漢族男青年的測量表明：常態下陰莖長度為四．五～八．六公分，平均六．五五公分。橫徑為二．〇六～三．〇八公分，平均二・五七公分。在四・五～八・六公分這個區間之間，陰莖長度近似常態分布。身高與陰莖長度無關，其間比例關係不密切。

後來的很多調查資料與此大體相似，一九八九年王潤在《中國臨床解剖學雜誌》發表的對兩百名十八～三十三歲男性的陰莖測量結果顯示：男性陰莖常態下長度為四・五～一一・〇公分，平均七・一公分。而勃起態長度為一〇・七～一六・五公分，平均長度一三・〇公分。研究同時顯示：陰莖的長度與身高關係不大，而越是常態下短小的陰莖，在勃起後長度和周徑增加值越大。

陰莖的大小與人種有一定關係，一般醫學上認為，男性陰莖長度大於五公分即可行使正常性功能。換言之，只要你的陰莖在五公分以上，就屬於正常，不必焦慮。

第二個問題：雞雞的大小和性能力有沒有關係呢？

答案也是否定的。

中國女性的陰道平均長度為十公分左右，而與女性性高潮關係最密切的G點，位於陰道前三分之一處，也就是距離陰道三公分左右的位置。一般長度的陰莖足以達到這個位置。至於粗細，關係也不大，因為女性陰道是有彈性的，其內徑有相當大的變化餘地。如果陰莖過長過粗的話，反而會引起性交時疼痛和不適。

所以，性愛是否和諧，主要看兩人是否兩情相悅、配合得當，與雞雞的大小關係真的不大。

國內某些所謂的男科醫院，常利用男性的雞雞焦慮症，欺騙「患者」，進行所謂的陰莖延長術。

陰莖延長術是怎麼回事呢？我們知道，正常人的陰莖，有一部分是埋藏在體內的。陰莖延長術並不能真正延長陰莖，它是透過切斷陰莖上的淺懸韌帶和深懸韌帶，使埋藏在體內的那段陰莖海綿體分離出來，使陰莖體外部分延長三～五公分。由於手術切斷了懸吊陰莖的韌帶，術後陰莖勃起時無法上舉，呈下垂狀態，會很大程度影響術後的性生活。

那麼，陰莖過度短小到底是否常見呢？我曾經向微博上的生殖科老錢（江蘇省的一位全國著名的生殖專家）請教過這個問題，他告訴我，這麼多年來，因為這個問題到他這裡就診的「患者」很多。經過檢查，這些人陰莖的大小和功能全部正常。在微博上，也常有很多家長將孩子的雞雞照片發給他看，唯恐自己的孩子雞雞短小，但到目前為止，他還沒有碰到過一例真正病理性的陰莖短小患者，全部是心理問題。

由此可見病理性陰莖短小的發病率之低了。當然，這不等於病理性陰莖短小不存在，具體情況，還是要由專業醫生來判斷。

大衛的雞雞不大，一樣是蓋世英雄。維納斯的咪咪不大，照樣是絕世女神。絕大部分人的雞雞，都屬於正常狀態，絕大部分的雞雞焦慮者，其實都是庸人自擾。如果對自己的雞雞長度有所疑慮，請務必到正規醫院就診，聽從醫生意見，千萬不要被江湖郎中騙了。

6 痲瘋故事

一一七七年，伊斯蘭世界的曠世英雄薩拉丁，率領三萬軍隊，向耶路撒冷進發，準備收復聖城。

此時的聖城耶路撒冷，已經被基督徒占領了七十八年。

一〇九九年七月十五日，經過整整八天的攻城戰，法蘭克王子哥德弗雷率領的軍隊，在付出驚人的七成傷亡後，終於占領了耶路撒冷。殺紅了眼的軍隊將城中的穆斯林屠殺殆盡。次年，哥德弗雷去世，他的弟弟鮑德溫加冕耶路撒冷國王，建立了耶路撒冷王國。此後歷代國王開疆拓土，勢力不斷擴大。一一七七年薩拉丁出兵時，耶路撒冷王國的基業已經傳到第四代。

三十九歲的薩拉丁正當盛年，雄才大略的他此前一直無往不利，這一次，他同樣充滿信心。他知道，他的對手，耶路撒冷王國的國王鮑德溫四世，只是個十六歲的少年，而且身患痲瘋病多年，全身潰爛，平時出門需要以銀面具遮面。

然而，所有人都沒有想到的是，這個全身潰爛的十六歲少年，竟然硬生生擋住了一代霸主的前進之路。

在蒙吉薩，十六歲的鮑德溫四世，以不足五百人的騎兵和三千步兵，幾乎全殲薩拉丁的三萬騎兵。逃出生天的薩拉丁放出消息，聲稱自己獲得勝利，並抓緊時間重整勢力，才避免了覆亡之禍。

薩拉丁是伊斯蘭世界不世出的英雄，在此之前，他從未遭受過如此慘敗，在此之後，也沒有遭受過如此慘敗。

這個病入膏肓的少年，就這樣憑藉不斷腐爛的殘軀，牢牢擋在薩拉丁前進的路上，令薩拉丁一籌莫展。

令薩拉丁感到幸運的是，這個才智不亞於他的國王重病纏身，僅能自保而無力擴張。

薩拉丁只能暫時按捺野心，耐心地等待這個對手倒下。

八年後，鮑德溫四世死於痲瘋病。鮑德溫四世去世兩年後，耶路撒冷被薩拉丁攻占。耶路撒冷陷落的消息傳到歐洲，教皇烏爾班三世當場猝死。

伊斯蘭文明與基督教文明的對抗，就這樣因為一種疾病而改變。

薩拉丁占領聖城四百年後，東方的日本正處在戰國時期。日本戰國時期的征戰規模與中國的戰國時期不是同一個量級，所以很多人譏諷地稱日本戰國時期的戰爭實際是一群村長、鄉長和縣長的戰爭。但是仔細讀一下日本戰國史便不難發現，雖然和中國的戰國時期相比有很大差距，但日本戰國時期確實也是一個名將輩出、群星璀璨的時代。

在這群璀璨的戰國將星中，有一個痲瘋病患者，叫大谷吉繼。

縱觀大谷吉繼的一生，可以用三個字來形容：識時務。

大谷吉繼這個人極具戰略眼光，對大勢把握得非常準，因而也幾乎從來沒站錯過邊。一開始他跟著織田信長混，後來織田信長被殺，他又投奔豐臣秀吉，豐臣秀吉死後，他又投靠德川家康。雖然惡疾纏身，卻也一路混得順風順水。

但最後，大谷吉繼卻做了一個自己都知道不明智的選擇，並為此喪命。

大谷吉繼有痲瘋病，平時以布蒙面。一次諸侯聚會，大家一起喝茶。那時的習俗是大家用一個茶杯輪流喝。大谷吉繼喝茶的時候臉上的膿液不小心滴進了茶杯裡，大家都嫌棄，不肯接他的茶杯。正難堪之時，大谷吉繼的朋友石田三成接過茶杯一飲而盡。從此，石田三成就成了大谷吉繼的生死之交。

後來，石田三成起兵反對德川家康，邀請大谷吉繼一起幹。而此時的大谷吉繼跟德川家康關係非常好，深受其器重。大谷吉繼認為石田三成沒有勝算，苦勸其改變主意無果後，終因不忍背叛好友而加入了石田三成的西軍。

一六〇〇年，關原之戰，雙目已盲、坐在轎中指揮作戰的大谷吉繼兵敗，切腹自殺。他的臨終遺言是：「為友情，六道輪迴先行一步又何妨?!」

麻瘋病，就這樣改寫了日本的戰國歷史。

麻瘋病是由麻瘋桿菌引起的一種慢性傳染病，主要侵犯皮膚、黏膜和周圍神經，也可侵犯深部組織和器官。由於周圍神經系統被破壞，麻瘋病患者感受不到疼痛，非常容易受傷。麻瘋病還可導致全身潰爛和可怕的毀容。

麻瘋病的傳播方式包括直接接觸傳染和間接接觸傳染。直接接觸傳染是皮膚有破損的健康者透過接觸含有麻瘋桿菌的皮膚黏膜所致。間接接觸傳染是指健康者接觸一定的傳播媒介而受到傳染，如接觸患者用過的衣物、被褥、毛巾、食具等。

值得一提的是，有九五%的人對麻瘋病天然免疫，即使接觸了麻瘋桿菌也不會被感染。在某種程度上這恰恰是麻瘋桿菌的狡猾之處，如果它造成絕大部分人的感染和死亡，反而不利於自己的傳播。這種放過大部分人只感染一小部分人，而且被感染後病情進展較為緩慢，患者可以長時間存活的模式，其實對病菌最為有利。

麻瘋病載於史冊的記錄至少可以追溯到三千年前，沒有一個國家，沒有一個地區倖免於麻瘋病的荼毒。最近的基因研究顯示，人類十萬年前走出非洲的時候，麻瘋病菌就相伴而行。

麻瘋在世界範圍內流行甚廣，據估計，全世界現有麻瘋病人一千萬左右，主要分布於亞洲、非洲及拉丁美洲。

痲瘋病患者千百年來飽受歧視和欺凌，在中世紀，痲瘋病人甚至會被趕出家門，被迫穿上獨特的衣服，並搖鈴或者吹笛提醒別人不要靠近自己。

《聖經》上面記載了很多耶穌的神跡，其中有一個著名的神蹟，是他治癒了十名痲瘋病患者。

《路加福音》十七章十一到十九節寫到，耶穌往耶路撒冷去的時候，經過撒瑪利亞和加利利，進入一個村子。有十個長大痲瘋的迎面而來，遠遠地站著，高聲說：「耶穌，夫子，可憐我們吧！」耶穌看見了，就對他們說：「你們去，把身體給祭司察看。」他們去的時候就潔淨了。其中有一個人見自己已經好了，就回來大聲歸榮耀於上帝，又俯伏在耶穌腳前感謝他。這個人是撒瑪利亞人。耶穌說：「潔淨了的不是十個人嗎？那九個在哪裡呢？除了這個外族人，再也沒有人回來歸榮耀於上帝嗎？」耶穌對那人說：「起來走吧！你的信仰救了你。」

治癒痲瘋病患者，被認為是耶穌的神蹟，我們由此可以想像痲瘋病在那個年代是一種何等可怕的疾病。世界衛生組織曾指出：「沒有任何一種疾病能在社會上引起這樣的不良反應，並且對病人及其家庭造成如此多的痛苦和不幸。」

揭開痲瘋病的真相，讓痲瘋病變得不那麼可怕的人，名字叫格哈德・亨利・阿瑪爾・漢生。

一八六八年，二十九歲的漢生來到挪威聖喬治醫院，在當時著名的治療痲瘋病的權威醫生、痲瘋內科主任丹尼爾遜手下工作，後來，他還成了丹尼爾遜的乘龍快婿。有意思的是，漢生對於痲瘋病的觀點，與他的主管兼岳父截然不同。

當時學術界的主流觀點是丹尼爾遜的主張：痲瘋病是遺傳病。當時防治痲瘋病的措施也是根據這一理論施行。

公正地說，丹尼爾遜的觀點在當時看來並非不合理，除了痲瘋有家庭聚集的傾向之外，還有實驗結果的支持。丹尼爾遜曾反覆將痲瘋結節接種到正常人身體上，被接種者均未出現痲瘋（還記得我們提到過九五%的人對痲瘋病毒天然免疫嗎？）。由此，丹尼爾遜認為痲瘋病不是傳染病，而是遺傳病，應該採取男女分居、禁止生育的方法來預防。

但漢生在研究大量資料後發現，一旦痲瘋病家庭分裂或者成員分居，其他人就不會再得痲瘋病。由此他提出了全新的觀點：痲瘋病是一種傳染病。

那麼問題來了，既然是傳染病，病原是什麼呢？

漢生對此進行了長期的探索研究，一八七三年，在我們現在看來極為簡陋的條件下，漢生借助顯微鏡從痲瘋病毒組織中發現了一種桿狀物質，並認為該物質即痲瘋病原體。這是人類第一次看到痲瘋的病原體：痲瘋桿菌。不過，當時出於嚴謹的考慮，漢生在發表研究成果時措辭極為謹慎，沒有使用「痲瘋桿菌」這個詞。

在漢生首次發現痲瘋桿菌六年後，也就是一八七九年，有一個大名鼎鼎的人來拜訪了他，這個人就是發現了淋病病原體奈瑟氏球菌的波蘭人阿爾伯特・奈瑟。

漢生毫無保留地介紹了自己的研究成果，並向奈瑟提供了痲瘋結節的標本。漢生當時對細菌的染色並不成功，希望奈瑟幫忙解決染色的問題。

奈瑟確實解決了這個問題，然後他給漢生製造了一個新的問題：奈瑟宣布是自己首先發現了痲瘋桿菌。

氣壞了的漢生在岳父的支持下展開了維權之爭。好在事實清楚是非分明，在挪威人民的支持下，國際社會最終承認漢生是痲瘋桿菌的發現者，並將痲瘋病毒命名為漢生氏菌。

其實，奈瑟的貢獻也是非常巨大的，如果他不是那麼貪，兩人完全可以分享發現痲瘋桿菌的成果，奈瑟最後卻偷雞不成蝕把米，令人感慨。

漢生終於向世人證實了：痲瘋病不是所謂天神的懲罰，而只是一種傳染性疾病，這徹底顛覆了幾千年來人們的認識，對痲瘋病的治療和痲瘋患者境遇的改善，有巨大的意義。

一九四二年，在漢生發現痲瘋桿菌六十九年後，人類終於第一次尋找到治療痲瘋病的有效藥物：達普頌（又稱氨苯碸或二胺苯碸）。

一九六〇年，在漢生發現痲瘋桿菌八十七年後，人類第一次在動物身上接種痲瘋桿菌成功，將痲瘋桿菌接種到了正常小鼠的腳墊上。對痲瘋病的研究掀開嶄新的一頁。此後，利福平、氨苯吩嗪等有效藥物被開發出來用於痲瘋病治療。

一九八一年，在漢生發現痲瘋桿菌一百零八年後，世界衛生組織提出了聯合化療方案，該方案可防止抗藥性，增強療效，防止復發。

痲瘋病，終於由耶穌才能治癒的頑疾，變成可防治的疾病。痲瘋病雖然沒有被滅絕，但已經得到有效控制。在絕大部分國家，痲瘋病已經不再是嚴重的公共衛生問題。

值得一提的是，痲瘋桿菌被發現一百四十三年來，至今尚未體外培養成功。誰能第一個攻克這一難題，誰就將獲得巨大的榮譽。這榮譽最終花落誰家，我們且拭目以待！

7 以我回春手，送你上青天

一九二三年十一月十八日，美國新罕布夏州德里，一個健康的男孩誕生了，這個男孩的名字叫艾倫·巴特雷特·雪帕德。就在十三天後，在美國密蘇里州的堪薩斯城，另一個叫威廉·福特斯·豪斯的男孩誕生了。

兩個同齡的孩子，出生在完全不同的家庭，也走上了完全不同的人生道路，在各自的事業上，他們都取得了輝煌的成就。然而，誰也想不到，在四十多年後，兩個人的人生會發生一次載入史冊的交集。

雪帕德是家中老大，他們家是赫赫有名的美國「五月花」號船員的後裔。雪帕德的父親曾經參加過一戰。二戰爆發後，雪帕德的父親讓他參軍，雪帕德選擇加入海軍，考入了美國海軍學院，開始了自己的軍旅生涯。

一九四四年，雪帕德畢業於美國海軍學院，隨後參加了二戰，在美國太平洋艦隊的一艘驅逐艦上服役。一九四七年，雪帕德成為一名海軍飛行員，後來加入了第四十二飛行中隊，曾隨航空母艦在地中海執行過幾次任務。一九五〇年，雪帕德開始在美國海軍試飛員學校學習，畢業後當上了一名試飛員。試飛員從事的是最危險的工作，負責各種新機型的試飛，經常會碰到各種意外和危險。這段經歷，為他後來的輝煌人生打下了堅實的基礎。

就在他擔任試飛員時，美國和蘇聯的太空爭霸戰拉開了大幕。

納粹德國在戰爭後期開發出的V2飛彈代表了當時最先進的火箭技術。這種遠端攻擊技術理所當然地受到了各國的高度重視。當納粹德國覆亡之際，西方和蘇聯不約而同地想到了搶奪火箭專家、技術資料和設備。

精明而運氣好的美國人捷足先登，搶走了包括大名鼎鼎的馮·布朗在內的大批德國火箭技術專家和大批火箭零件。遲到一步的蘇聯大為光火卻又無可奈何，只好退而求其次，將工廠內剩下的生產線以及工廠附近與生產和研發火箭有關的德國家庭全數運往國內。

此後，蘇聯將曾因擴大肅反被判處死刑並在西伯利亞受盡折磨的謝爾蓋·帕夫洛維奇科羅廖夫從政治犯行列中釋放出來，將之前搶到的德國專家與資料迅速彙集到科羅廖夫旗下，開始了火箭研發工作。一開始對此不太重視的美國醒過神來之後，也以馮·布朗為核心組建研發團隊並投入鉅資，雙方的太空爭霸戰很快進入白熱化的境地。

一九五七年十月四日，蘇聯率先發射了第一顆人造衛星。顏面盡失的美國人奮起直追，於不到四個月後的一九五八年一月三十一日，也成功發射人造衛星，掙回一些面子。

在衛星上天後，雙方都卯足勁準備下一輪競爭：把人送上太空。

一九五九年，美國開始了太空人的選拔工作。憑藉自己出色的表現，雪帕德和其他六人在一百一十名試飛員中脫穎而出，成為美國第一批太空人。後來，雪帕德被選定為美國第一位進入太空的太空人。

雪帕德本來很有希望成為人類第一位進入太空的太空人，從而名垂史冊。美國本來準備在一九六〇年十月進行第一次載人太空發射，但是，謹小慎微的馮．布朗將發射時間一再延後，從一九六〇年十月延後到一九六一年三月，後來又改為五月。

一九六〇年四月十二日，並未準備充分的蘇聯搶先發射了載人太空船，成功將尤里．亞歷克賽耶維奇．加加林送上了太空，加加林成為人類第一個太空人。據說，加加林被送入太空前得知，他只有五〇%的機率能活下來。

一九六一年五月五日，歷盡波折的美國載人太空船終於發射成功，美國的紅石火箭將雪帕德送上了太空，雪帕德成為美國第一個、人類第二個進入太空的太空人。返回地球後的雪帕德成了美國的民族英雄，但是，從人類第一變成美國第一，雪帕德胸中的鬱悶可想而知。

不過沒關係，爭第一的機會還有。

面對太空戰場的落後局面，美國新任總統甘迺迪發誓要奪回美國的領先地位。美國加大投入，啟動了登月計畫，要將美國人送上月球。而雪帕德也雄心勃勃，投入新的使命當中。

就在這時候，厄運突然降臨了。

一九六四年年初，雪帕德被診斷出了梅尼爾氏症，本已經被安排在雙子星計畫中執行首飛任務的雪帕德被禁飛。雙子星計畫的首次載人任務改由他人執行。雙子星計畫是為登月做準備的，如果雪帕德身體沒問題，如果雪帕德能完成雙子星計畫載人首飛，身為美國第一太空人的他，以其名望和資歷是非常有希望成為美國登月的第一人。

梅尼爾氏症是一種特發性內耳疾病，在一八六一年由法國醫師柏斯貝・梅尼爾首次提出。該病主要的病理改變為內耳的膜迷路積水，臨床表現為反覆發作的旋轉性眩暈、波動性聽力下降、耳鳴和耳悶脹感。本病多發生於三十～五十歲的中、青年人，兒童少見。男女發病無明顯差別。雙耳患病者占一〇%～五〇%。

失去了成為第一太空人的機會，失去了雙子星計畫首飛機會，而且此生再不能飛入太空登陸月球。雄鷹折翅，年僅四十一歲的雪帕德仰望太空，無語凝噎！

而此時，那位比他晚出生十三天的威廉・福特斯・豪斯，已經成了一名著名的耳鼻喉科專家，他研究的課題之一，就是梅尼爾氏症的治療。

豪斯出身醫學家庭，三歲時便隨父母遷徙至加州惠蒂爾市，在那兒的一個農場長大。豪斯本是一名牙科醫生，先後在加州惠蒂爾學院、南加大學習牙科，並於一九五三年在加州大學伯克萊分校獲得牙科醫學博士學位。

博士畢業後，豪斯本想做一名頜面整形外科醫生，但按照當時的培養模式，他需要再學習五年才能夠成為一名擁有證照的整形外科醫師，而耳鼻喉科醫師的培訓僅需要三年。於是他報考了洛杉磯市醫院的耳鼻喉科住院醫師並獲得錄取，最終成為一名出色的耳鼻喉科專家，專注於聽力和耳部疾病的研究。

引發梅尼爾氏症的真正原因，我們至今依然不清楚，但是，經過多年的努力，在豪斯的年代，醫生已經對這種疾病的病理變化有所瞭解並提出了一些治療手段。對於嚴重的梅尼爾氏症患者，保守治療無能為力，需要手術治療。一九二〇年，醫生透過前庭神經切除術來治療梅尼爾氏症，這種手術可以消除眩暈和嘔吐症狀，但這屬於開顱手術，在當時的技術條件下，手術死亡率高達一〇％。後來醫生又致力於透過內耳手術控制症狀，降低了死亡率，但依然會導致患耳全聾。

豪斯在研究這個課題時，讀到了一篇一九二五年喬治．波特曼的報導，透過開放內淋巴囊進行分流治療梅尼爾氏症，術後患者症狀得到了緩解。但是，可能由於當時技術條件所限以及對內淋巴囊解剖不夠瞭解，這位醫生沒有繼續進行嘗試。要知道，豪斯正是最早在耳科手術中使用顯微鏡的醫生之一。沒有顯微鏡的幫助，喬治．波特曼面臨的操作難度是難以想像的。

受到啟發的豪斯做了一系列解剖研究，力圖找到一種辨認和開放內淋巴囊的方法並最終取得成功。此後，豪斯用這種手術治療梅尼爾氏症患者，獲得了重大成功，七〇％的病人保住了聽力，而且實際聽力在術後有所改善。因為他採用這種技術將內淋巴分流到腦脊液，因而將這種方法命名為內淋巴分流術，並發表了論文。

可憐的雪帕德經過一年多的保守治療後，病情依然沒有改善。就在他絕望之際，太空人的保健醫生讀到了豪斯的論文。雪帕德立即趕到豪斯那裡，接受了內淋巴分流術。手術圓滿成功，術後的雪帕德一年多都沒有發病，聽力由原來的四十分貝恢復到了正常水準。

一九六九年五月，動過耳部手術的雪帕德經過大量的訓練重新達到了太空人的體格標準，再次獲得了進入太空的資格。可惜的是，他已經趕不上第一次登月了。一九六九年七月二十一日，阿波羅十一號成功登陸月球，阿姆斯壯成為人類第一個登陸月球的英雄。

一九七一年一月三十一日，佛羅里達州甘迺迪太空中心，阿波羅十四號太空船騰空而起。已經四十七歲的雪帕德是當時年齡最大的太空人，以阿波羅十四號太空船飛船指令長的身分再次進入太空飛向月球。此時，美國第一位太空人，已經闊別太空整整十年。貴賓席上，坐著被特別邀請來參加的豪斯醫生夫婦。

二月五日，阿波羅十四號太空船成功登上月球，這是歷史上第三次成功的登月任務。去月球途中，三名太空人完成了太空史上首次彩色電視轉播。在月球表面，雪帕德進行了兩次月表行走，還在月球表面打了兩桿高爾夫球。

這是雪帕德第一次也是最後一次登上月球，四十七歲在太空人中屬於高齡。回到地球的雪帕德，夙願達成，已經了無牽掛。雪帕德在太空人辦公室繼續擔任了三年主任，一九七四年八月一日，以少將軍銜退役。

一九九八年七月二十一日，雪帕德去世，享年七十四歲，去世前不久，他給豪斯醫生發了一條簡訊，最後一句話是：「沒有您，就沒有我的一切。」

二〇一二年十二月五日，威廉．福特斯．豪斯醫生因黑色素瘤惡化，在其位於美國奧勒岡州奧羅拉市的家中逝世，享年八十九歲。

需要說明的是，對梅尼爾氏症的探索，並不是威廉．福特斯．豪斯醫生最大的成就。與他另一項成就相比，這項成果甚至微不足道。

他擁有一個足以令他名垂青史的稱號：人工耳蝸之父。

豪斯醫生是人工耳蝸的發明人，他的發明令無數失去聽力的人再次回到有聲的世界。更令人肅然起敬的是，因為不想限制其他研究者的借鑒與發展，他沒有替自己的耳蝸技術申請過專利。

豪斯醫生設計的人工耳蝸已經被更精密、更複雜的產品取代，但正如美國國家聽力評估和管理中心創辦人卡爾·懷特所說：「如果沒有豪斯的貢獻，耳蝸植入技術的發明可能還會往後十多年，他是這個領域的先驅。」

幾乎所有人都知道阿姆斯壯和加加林，但除了耳鼻喉科醫生之外，幾乎沒有人知道豪斯，他的名氣，甚至比不上一個三流的歌星或球星。

但是，正是這些驚才絕豔的醫學前輩孜孜不倦的努力，不斷推動著醫學的發展，而現代醫學的每一次進步，都奪天地之造化，集造物之工巧，改生死之定數。他們如同天使和神靈一般，逆天改命，力挽狂瀾，挽救了無數人的健康和事業。

馬克思曾說，如果我們選擇了最能為人類的福利而勞動的職業，我們就不會被它的重擔所壓倒，因為這是為全人類所做的犧牲。我們感到的將不是一點自私而可憐的歡樂，我們的幸福將屬於千千萬人。我們的事業並不顯赫於一時，但將永遠存在，面對我們的骨灰，高尚的人將灑下熱淚。

威廉·福特斯·豪斯醫生永垂不朽！

8 萊芒湖畔的希波克拉底與俄南之罪

某次，和朋友一起吃飯，聊起了中醫。我在私人聚會場合，向來都盡量避免討論中醫問題，這個問題，和基改食品、吃狗肉並稱朋友絕交、夫妻反目的三大掀桌話題。所以，每當別人談這個話題的時候，我都盡量只聽不說，然後想方設法地把話題岔開。

這次這位朋友聊的，是《錢乙一味黃土救太子》的故事：「話說宋神宗的兒子，也就是當時的太子得了病，請名醫錢乙診治，錢乙開的處方中，竟然有一味黃土。宋神宗大怒：『黃土怎能入藥？』錢乙說：『太子之病在腎，腎屬北方之水，土能剋水，所以要用黃土。』於是宋神宗按照錢乙的方子煎藥，太子果然痊癒。」

講完之後，這位兄弟感慨中醫的博大精深、神鬼莫測，嘆息今日中醫沒落、神醫難覓。我忍不住說：「宋神宗總共生了十四個兒子，其中八個早殤，真要有神醫，何至於此？」

這位兄台不服，說：「這點西醫不能不服，你看中醫歷史上名醫如雲，西醫呢？就聽說過一個希波克拉底。」

我笑而不答，把話題岔開，大家盡歡而散。

其實，這位兄台還真是不太瞭解歷史。在現代醫學興起以前，西方也是名醫輩出的，不過，這些當年的名醫現在大都成了笑話，不怎麼被人提起。畢竟那個年代，人們實在過於愚昧，「神醫放血救王子」的故事，兩百年前講講還行，現在再講，實在丟不起那個人。

即使大名鼎鼎的希波克拉底，其著名的體液學說，也早已經被掃進歷史的垃圾堆。真正令其千古流芳的，是他那濃縮了醫者道德和人道主義精髓的希波克拉底誓言。

遠的不說，在十八世紀的瑞士，就曾經有一個譽滿歐洲、令各國王室趨之若鶩的神醫，名字叫山謬－奧古斯特．蒂索。

蒂索一七二八年生於瑞士，在法國的蒙佩利爾大學攻讀醫學，一七四九年取得博士學位。蒂索取得博士學位那年才二十一歲，真令我等凡夫俗子羨煞。筆者自詡天資聰穎，十六歲就讀大學，五年讀完本科，二十一歲時才剛剛成為學士。人比人真是氣死人。

蒂索博士畢業後，就在瑞士洛桑從醫。此後他人生絕大部分時間都在這裡度過，直到一七九七年以六十九歲高齡去世。高齡二字絕非誇張，在那個年代，這是絕對的高齡了。

蒂索在當時厲害到什麼程度呢？

他當時有個外號，叫「萊芒湖畔的希波克拉底」[7]。

他的名聲不僅傳遍歐洲，而且傳到全世界。每年有大批的君王、紳士、名媛、貴婦來找他診治，還有很多病人在洛桑常住。他們和他們的家屬、隨從，為洛桑帶來了巨額收入。「他們雲集於此，給我們的城市帶來了活力與輝煌。」

一名當地的政府官員感謝蒂索時說：「先生，沃州，尤其是洛桑能夠脫貧致富，您無疑立有頭功。如果允許您從每一筆收入中抽取十分之一，您早就成為本州最大的富豪了。」

蒂索就這樣以一己之力將洛桑變成了歐洲的醫療中心，拉動了整座城市的GDP增長，製造了無數的就業機會，讓整個洛桑脫貧致富。

他是電，他是光，他是唯一的神話！

蒂索以其聲名之隆，躋身於當時最偉大的人物之列。一七八一年，一位俄國貴族少年的家庭教師備課時，說自己受「蒂索、盧梭和洛克的著作」啟發。一七七四年，一個病人給蒂索寫信時說道：「先生，您是人類的救星，也來做做我的救星吧。」各國王室不斷給蒂索發出邀請，許以優厚的待遇，但都被他拒絕。

那麼，神醫蒂索的醫術到底如何呢？

以我們現在的醫學觀點看，他簡直一無是處。無論是診斷還是治療方面，蒂索都沒有任何值得稱道的創新和成果。

對於治療，蒂索和當時的絕大部分醫生一樣，有一個萬能的治療方案：放血。對於病因，則有一個萬能的解釋：自慰。

關於放血，蒂索在他所著的《論大眾健康》裡面這樣寫道：

「胸部發炎或者胸部疼痛時，主要治療方法，就是放血。

「對於另一種更經常也更要命的疾病胸膜炎，同樣必須放血，如果症狀沒有減輕，那就應該再次放血。

「對於最劇烈也最危險的炎性腹痛，唯一的治療方法，就是在臂上大量放血。

「受了傷或者挫折要放血，孕婦咳嗽嚴重，也要放血。還有一些別的症狀，出於謹慎，也要放血。」

7 萊芒湖，又稱日內瓦湖，是瑞士洛桑最著名的景點。湖北岸和東西兩端分屬瑞士沃州、瓦萊州和日內瓦州，南岸則屬於法國上薩瓦省。

我琢磨著，當年歐洲肯定留下不少「蒂索放血救王子」「蒂索放血救公主」「蒂索放血救國王」之類的神奇傳說。不過，現在人們都不好意思提了。

如果說在發揚放血療法方面，蒂索只是做了微小的貢獻，那麼，在妖魔化自慰方面，他可謂集西方傳統醫學糟粕之大成，將傳統醫學中的愚昧發展到了極致。由於他在西方醫學界的崇高聲望，他撰寫的關於自慰問題的名著《論俄南之罪》流毒何止百年。至今，一些戒色網站和論壇，依然在引用他的理論。

俄南之罪，在西方是自慰的別稱。這個名字來自《聖經》中〈創世記〉第三十八章：「猶大的長子珥在耶和華眼中看為惡，耶和華就叫他死了。猶大對俄南說，你當與你哥哥的妻子同房，向她盡你為弟的本分，為你哥哥生子立後。俄南知道生子不歸自己，所以同房的時候便遺在地，免得給他哥哥留後。俄南所做的在耶和華眼中看為惡，耶和華也就叫他死了。」

其實嚴格意義上講，俄南的做法不算是自慰，而是體外射精。按照《聖經》的本意，俄南的罪過，恐怕主要是不遵從父親的吩咐和風俗去為嫂子留後，而不是體外射精本身。但是，天主教神權統治下的中世紀歐洲奉行禁欲原則，主教們認為肉慾是萬惡之源，男女之間做不可描述之事的唯一目的就是遵照主的要求繁衍後代，而絕不允許享受肉慾。那時候，夫妻之間啪啪啪不能開燈看對方的肉體，不能脫衣服，甚至連啪啪啪的姿勢都只能是教會規定的傳教士體位。

無論是自慰還是體外射精，都屬於萬惡的不以生殖為目的、純粹享受肉體快樂的行為，因而也就被劃歸為一類。俄南被上帝認為為惡的原因，由不聽老爸的話替嫂子留後，變成了不該把精液射在地上這一行為本身。而「俄南之罪」最後也成為自慰的代名詞。

最初對自慰的批判，主要是從神學和道德的角度，並沒有提到這種行為對健康的危害，甚至有人認為自慰是有益於健康的。當然，即使有益於健康，那也是嚴重冒犯上帝的罪過。

但是，很多事情都遵從這麼一個演變規律：這件事情道德上是壞的——這件事情是壞的——這件事情在其他方面肯定也是壞的。自慰也難逃這個規律。既然自慰是一種上帝不能容忍的罪惡，那麼斷定這種行為損害健康豈不是合情合理？

在這種大背景下，自慰有害健康的論調，也就毫不意外地出現並逐漸被傳統醫學界及社會大眾所接受了。

一七一五年，在倫敦出版了一本只有幾十頁的小冊子，名為《俄南之罪：或自瀆的可恥罪惡，與該行為對兩性造成的嚴重後果，以及在身心兩方面給受害人的建議》。作者整理了醫學、道德與宗教的觀點，對自慰的危害進行了聳人聽聞的宣傳，認為性自慰是眾多疾病的根源。

這本小冊子的作者叫貝克爾，是一個賣大力丸的江湖騙子。他寫這本小冊子的目的，完全是為了推銷自己的「壯陽補酒」和「強身粉」。這種「你有病，病很重；我有藥，藥很貴」的行銷模式，直到今天也屢見不鮮。想想前幾年，一個江湖騙子宣傳吃綠豆治百病，能唬弄得大陸綠豆賣到缺貨，就知道這種行銷手段的威力了。

這本小冊子後來不斷再版，內容也越來越豐富，對自慰造成的嚴重損壞健康的病例補充也越來越多，越來越聳人聽聞。由於其巨大的成功，模仿作品不斷出現，造成了巨大的社會影響。

但是，貝克爾畢竟是一個江湖騙子，他的話的分量終究不能和醫學專家相比。以醫學的名義將自慰徹底汙名化的，就是我們前面說過的名動歐洲譽滿天下，被稱為「人類救星」的「萊芒湖畔的希波克拉底」——蒂索。

貝克爾與蒂索的區別，類似路邊小診所醫生與北京協和醫院教授的區別。

一七六〇年，蒂索在洛桑出版了法文版的《論俄南之罪》，進一步加強了性自慰致病的論斷。在這本書中，蒂索不僅將幾乎所有疾病的病因都歸結於自慰，更從「科學」角度對自慰為什麼會損害健康，提出了一套系統完整的理論，這套理論集胡說八道之大成，令人嘆為觀止。其神奇絕對不亞於「腎屬北方之水，土能剋水，所以黃土能治腎病」，甚至猶有過之。

為什麼自慰有害健康呢？蒂索認為，人體的運轉，是靠體液維持的。但體液也分不同的等級，而精液是頂級的體液，是動物的精髓，一盎司（約二八．三五公克）精液等於四十盎司血液。精液控制所有其他體液，消耗精液會導致其他體液衰減甚至腐敗變質。當精液不足時，人體消化、吸收、排泄都不能正常進行，會出現你所能想到的一切毛病。

這個理論，有兩個難題要破解。第一個難題是：為什麼被閹割的人沒有精液了，身體卻依然健康？第二個難題是：同樣是失去精液，為什麼自慰的危害比性交甚至濫交還要大？

這兩個問題被蒂索以高超的過彎技巧完美化解。

為什麼被閹割的人身體依然健康？因為這些人一直處在兒童狀態啊，他們雖然沒有精液滋潤，但是也沒有失去為轉化成精液所消耗的血液啊。

那為什麼自慰的危害比性交甚至濫交大呢？可能這個題目確實有點難，神醫蒂索用了整整一個章節，洋洋灑灑地講出了八大原因。限於篇幅，我們僅欣賞其中兩條。

一個原因是出汗。汗液有滋補強身的作用。性交的時候，雙方會互相吸收對方的汗液滋補自己，而自慰的時候只有失去沒有吸收。

還有一個原因是靈魂的快樂。在性交過程中，靈魂可以得到快樂，這種靈魂感受的快樂有助於身體健康。而自慰是得不到這種快樂的。

其他幾條的胡說八道程度大體與此類似。

由於蒂索的地位和身分，他這部「醫學」著作的影響極為深遠，可謂流毒百年。醫生們把所有搞不清病因的疾病一古腦兒全部推給自慰。由於自慰的普遍性和私密性，這一做法對醫生極為有利。想像一下這樣的醫患對話：

「醫生，我這病到底怎麼回事啊？」

「你自慰嗎？」

「哦，是的。」

「那就是自慰引起的。」

「醫生，為什麼我的病老是好不了？」

「你戒掉自慰了嗎？」

「偶爾犯過一次。」

「就是因為你自慰沒戒掉才好不了啊。」

總之，醫生們進入了一個幸福的時代——不知道這病是怎麼回事，那就說因為自慰；不知道這病該怎麼治療，那就去放血。

醫生們不斷補充因為自慰導致的種種疾病的案例，由於自慰是如此普遍，以至於幾乎所有疾病都可以歸咎於自慰。大名鼎鼎的《大英百科全書》也全盤接受了蒂索的觀點，性自慰被徹底地汙名化了。

隨之而來的，就是針對自慰的種種預防和矯正手段。那個時代的醫生，為了根除自慰這個他們認為嚴重威脅人類健康的惡習，殫精竭慮地做了各種努力和嘗試。

這些嘗試包括：孩子由父母陪睡，睡前讓孩子活動到筋疲力竭，睡覺的時候困住孩子的手。這些是溫和的。

還有一些，就不那麼溫和了。這些辦法包括：給男孩子佩戴能把陰莖全部罩進去的金屬罩，還有帶刺的、一勃起就會引發劇烈疼痛的陰莖環。

如果這些不那麼溫和的手段還不奏效，接下來的手段就近乎野蠻和殘忍了。這些辦法包括：鎖陰術（將女孩的陰唇縫合，遮住陰蒂，避免觸摸）、陰蒂切除術、包皮環縮術，以及長期反覆燒灼男孩子尿道等。

無數醫生，就這樣將他們的聰明才智浪費在這樣荒唐的領域。蒂索之後，這樣的荒唐持續了一百多年。

或許，我們不能過度責怪蒂索和他的追隨者，在那個年代，現代醫學尚處在萌芽狀態，現代醫學的理論，包括科學的研究方法和統計學方法都還沒有建立。而破除自慰有害論的觀點，也恰恰是隨著現代醫學的發展而逐漸完成。

十八世紀後半葉，在柯霍和巴斯德等人的帶領下，細菌學興起，大量疾病的病因得以明確，自慰在疾病發病中的作用逐漸被排除。此後，隨著醫學的不斷發展，自慰與各種疾病的關聯均被一一剝離。雖然有一段漫長的時期，醫學界依然認為自慰有害健康，但是，對其危害程度的評價在不斷地降低。

真正革命性的突破發生在一九四八年，這一年，美國科學家出版了《男性性行為》一書。一九五三年，《女性性行為》也問世了。兩本書合成《金賽性學報告》，而作者金賽也因為這兩本書成為名垂千古的性學大師。

金賽和同事們歷經多年努力，搜集了近一萬八千個與人類性行為及性傾向有關的訪談案例，累積了大量極為珍貴的第一手資料，用大量的訪談資料和分析圖表，第一次向世人揭示了男性性行為與女性性行為的真相。

金賽以翔實的資料向世人證明，自慰是一件極其普遍、極其一般的事情，因而也是一件極其正常的事情。

有人評價說，自慰話題，始於蒂索，終於金賽。

一九九一年六月，第十屆世界性科學大會在荷蘭的阿姆斯特丹召開，荷蘭衛生福利及體育部部長在大會開幕式上代表組委會莊嚴宣告：「自慰以前被認為是一種病態，但現在被認為無害，甚至是健康的行為。恰恰是那些不能自慰的人容易產生健康問題！」此時，來自五十八個國家的八百多名性科學專家和學者報以熱烈的掌聲表示贊同。

大量研究已經證明，自慰不會引起人體生理、心理的異常，也不會引起性功能障礙。相反，自慰已成為治療某些性功能障礙（如性冷淡、性高潮缺失、早洩、陽痿、陰道痙攣等）的有效手段。自慰的危害就在於對自慰的誤解導致的恐懼。

目前醫學界的主流觀點認為，手淫是無害的。對性愉悅的追求，是每個人與生俱來的本能，如果能夠不用麻煩別人就享受這樣的愉悅，並沒有什麼不好。手淫不會意外妊娠，也不會傳播性病，是一種相對安全的性行為。

我知道，很多人對於「過度」自慰是否有害依然有疑慮。但這個問題，其實是個假問題。食色，性也，性欲和食欲一樣，取決於個人需求。如果性欲滿足了，或者身體過度疲勞了，人自然就不會自慰。而如果性欲未能滿足且身體狀況允許，那麼又何來「過度」一說。

美國政府出版的《育兒手冊》中有關於兒童自慰問題的建議。一九一四年的版本中寫到，兒童可能被這種有害行為斷送一生，父母必須在第一時間制止，並推薦使用夜間捆綁孩子的手腳等方法。而在一九五一年的版本中，則建議不要對孩子的自慰行為說不，因為這樣會讓孩子苦惱。

當然，儘管如此，還是要提醒一下：自慰要盡量避免一些危險的方式，比如窒息性自慰或者使用可能傷害生殖系統的器具。同時，性滿足方式應該多樣化，以免過度依賴單一自慰模式，婚後出現夫妻性生活不協調。

科學潮流，浩浩蕩蕩。蒂索和他的《論俄南之罪》縱然名噪一時，最終還是被掃進了歷史的垃圾堆。而醫學，就在不斷的揚棄過程中，大步向前！

9 從「偶爾去治癒」到「努力去消滅」

美國紐約東北部的薩拉納克湖湖畔，長眠著一位叫做愛德華．特魯多的醫生，他的墓誌銘上寫著：「偶爾去治癒，常常去幫助，總是去安慰。」

只要你是個醫生，甚至只要你和醫療行業稍微有點關係，你應該就被灌過這麼一碗味道厚重的心靈雞湯。而每個向你灌這碗雞湯的人，都會語重心長地告訴你：「醫學的本質，就是幫助患者，安慰患者，而不是治癒患者。」

當我第一次被灌這碗雞湯的時候，還是個頗有點叛逆心理的醫學生。心中不免嘀咕：「安慰和幫助病人自然是應該的，但醫生總不能和牧師搶工作吧？醫學的目的和醫生的職責，難道不是盡最大努力去治癒患者嗎？怎麼幫助和安慰反而成了醫學的本質？怎麼治癒反而要退居其次？什麼時候醫生的本質成了牧師和社區裡的大媽？而治癒反而成了附加屬性？」

後來我認真探究了這段話的來源，不禁啼笑皆非。

這句話，一般認為來源於美國醫生特魯多，但並非出自特魯多的墓誌銘，特魯多的墓也並不在薩拉納克湖湖畔，而是坐落於紐約保羅史密斯地區的聖約翰郊野公墓。這段話既不在特魯多醫師的墓碑上，也不在薩拉納克湖湖畔特魯多研究所內特魯多醫師的雕塑上，而是寫在特魯多研究所內圖書館的牆上，是用法文書寫的：「Guérir quelquefois, soulager souvent, consoler toujours.」

此外，這句話並非為特魯多醫生原創，一種說法是源於十五世紀的法國格言，比特魯多早了足足兩百年的「現代外科學之父」安布魯瓦茲．帕雷將其譯為「Cure occasionally, relieve often, console always.」。

這段話的翻譯其實也有些小問題，按照法文原意翻譯過來，正確的意思應該是：有時候去治癒疾病，常常去減輕痛苦，總是去安慰患者。從醫生的角度看，這三句話其實逐級推進，針對不同程度的患者：有極少部分患者，可以治癒；還有部分患者，可以減輕其症狀；而對絕大部分患者，由於沒有有效的醫療手段，只能予以心理安慰。

這哪是現代醫學的功能定位和醫學本質的闡述，這根本就是醫生面對人類尚無法戰勝的疾病時無奈而絕望的悲鳴。

讓特魯多醫生發出這種悲鳴的疾病，叫做結核病。而特魯多，就是一名身患結核病並死於結核病的結核病專家。

特魯多醫生一八四八年出生於紐約的一個醫生家庭。他十九歲那年，哥哥感染結核病不幸去世。第二年，二十歲的特魯多進入哥倫比亞大學內外科醫師學院學習，並於二十三歲那年順利畢業。畢業後的特魯多與心上人結了婚，在歐洲度完蜜月後，在紐約長島開始了自己的醫生生涯。就在這時候，悲劇降臨了。二十五歲的特魯多開始出現咳嗽、發熱、消瘦等症狀，經過檢查，他被確診罹患肺結核。

在那個年代，結核病等同於絕症。

結核病是一種比人類歷史還古老的疾病，許多科學家認為，結核病菌來自一種腐生生物，先傳染給活體冷血動物，進而傳染給活體溫血動物，最後傳染給人類。事實上，結核病在動物界普遍流行。能讓人得病的，主要是牛型和人型結核桿菌。

歐亞大陸和非洲的考古學證據表明，至少在新石器時代，結核病就已經成為人類的頑疾。科學家們在九千年前的以色列人遺骸上發現了肺結核感染的痕跡。早在六千年前，古巴比倫陶片上的楔形文字就準確記載了結核病的症狀，並推測其具備傳染性。在埃及，西元前一千年的木乃伊身上，發現了典型的脊柱結核和結核導致的腰肌膿腫。

從亞里斯多德到中醫典籍，雖然稱謂不同，但對結核病的症狀都有非常準確的記載。千萬年來，世界各地醫生對結核的治療方法五花八門，魯迅先生的名作〈藥〉中的人血饅頭，就是中國民間治療癆病（肺結核）的良方。這些千奇百怪的治療方案有一個共同點：無效。

有歷史學家研究清朝宣統年間（一九〇九～一九一二年）北京靈柩出城登記簿，死於癆病的竟占四三·六七%，比例為最高。一九三六年，中國全國人口四億五千萬，結核病人兩千七百萬，每年死於結核病的有一百四十八萬。

歐洲的結核病大流行是在工業革命後，社會化大生產導致工廠工人大量集中，造成結核病的廣泛流行和傳播，由於患者在結核病晚期身體重度消瘦，營養不良、貧血導致膚色蒼白，所以結核病又被稱為「白色瘟疫」。結核病是如此普遍，以至於那個年代的文學作品中，隨處可見這樣的男女主角：臉色蒼白消瘦，不停地咳嗽。

十九世紀中期及晚期，也就是特魯多醫生的年代，每四個因病死亡的人中就有一個是因為結核病而死。而一旦罹患結核病，極少有人能夠從病魔手中生還。在結核病的患者和犧牲者中，有諸多耳熟能詳的名字：蕭邦、契訶夫、濟慈、歌德、梭羅、席勒、拉馬努金、卡夫卡、冼星海、瞿秋白、郁達夫、蕭紅、林徽因等等。生物學家柯霍曾經說過：「結核病對人類的危害，即使那些最可怕的傳染病如鼠疫、霍亂也應列於其後。」

美好的生活剛剛開始就罹患絕症，特魯多受到的打擊可想而知。他聽從醫生和朋友的建議，決定換個環境。於是他來到紐約東北部阿第倫達克山脈的保羅·史密斯酒店住了下來，並盡可能待在戶外。神奇的是，在當地度過一個夏天後，他的咳嗽減緩、症狀減輕，體重也增加了。

自覺恢復了健康的特魯多打算返回紐約，但好景不長，他再度病倒。他在家人的陪同下回到阿第倫達克山脈，病情才再度穩定下來。

在確定自己無法回到大城市生活後，一八七六年，二十八歲的特魯多攜家人在薩拉納克湖湖畔定居，並在這裡重新開始醫生生涯，他的行醫對象主要是運動員、導遊、伐木工等。一八八二年，特魯多讀到了一位醫生的論文，文章建議在空氣寒冷清新的山中以休息療法治療結核。這與特魯多的想法不謀而合。一八八三年，靠他在保羅．史密斯酒店認識的朋友的幫助，他開始籌建美國第一家結核病療養院——小紅屋。療養院於一八八五年落成，後來發展成為阿第倫達克小屋療養院。一八九三年的一場火災燒毀了他辦公室裡的實驗室，但在威廉．奧斯勒等友人的鼓勵與幫助下，第二年，他建立了致力於研究結核病的薩拉納克實驗室。

說來有些好笑，世人對特魯多醫生印象最深的是那句張冠李戴的雞湯名言，對其真正的醫學貢獻卻知之甚少。特魯多醫生致力於結核研究，是第一屆國際結核病預防與研究協會的主席。他是美國第一個分離出結核桿菌的人。他也是發明抗生素前的公共衛生先驅，他意識到擁擠的人群對疾病傳播的作用，他宣導病人隔離制度以及法定傳染病報告制度，他推薦以新鮮空氣、鍛鍊和健康飲食治療疾病。防控這些疾病的原則至今仍有巨大價值。

特魯多曾經做過一個著名的兔子實驗，他把十五隻兔子分成三組：第一組兔子感染結核桿菌後放在充滿陽光及新鮮空氣的小空地上；第二組兔子感染結核桿菌後放到陰濕且食物不充足的坑洞裡；第三組兔子未感染結核桿菌，被放置在與第二組類似的坑洞裡。結果，第一組有四隻兔子得以存活，第二組有四隻兔子在三個月內相繼因病死亡，第三組兔子雖然虛弱，但沒有染上結核。特魯多因此認為，惡劣的環境並不會讓人罹患結核病；但一旦患上結核病，良好的外在環境可以改善病情，惡劣的環境會加重病情。雖然療養治療無法直接殺死細菌，但對病情的改善有很大的幫助。

特魯多醫生於一九一五年死於結核病，享年六十七歲。

可以說，在對抗結核病方面，特魯多醫生做到了他那個年代的極致。這種療養治療雖然能夠緩解部分患者的病情，但結果依然令人極其沮喪。從滑鐵盧戰役到特魯多去世的一百年間，二十到六十歲的成年人中，結核病患者的死亡率是九七％。

特魯多醫生育有四個子女，其中三個早逝，一個一歲左右夭折，一個二十歲左右死於肺炎。他的女兒夏洛特，則在十六歲讀書時感染結核病。感染後的夏洛特回到父母身邊，在薩拉納克結核病療養院由父母親自照顧，但依然在三年後不幸去世。

特魯多醫生患結核病後能活四十多年，固然與在空氣清新的薩拉納克常年療養有關，但細究起來，恐怕更大程度上要歸功於所感染菌株毒力較弱，以及超級好的運氣。即便如此，他最終依然未能逃脫結核病的魔爪。

網上流傳著一首作者不明的寫肺癆的詩：

百代飛光七萬載／貧寒富貴盡折傷／咳咳血染門前草／嘆嘆飛花落雨塘／病骨懨懨泉路近／孤墳歲歲斷人腸／憑君莫怨當年事／歷代醫家未有方。

好一個「憑君莫怨當年事，歷代醫家未有方」！

現在，回過頭來，再看特魯多研究所牆上那句著名的「偶爾去治癒，常常去幫助，總是去安慰」，你覺得這到底是在闡述醫學的本質，還是在哀嘆醫生的無能？

醫生追求的是治癒，而不是安慰。那些不滿足於僅僅安慰患者的醫生和科學家們，殫精竭慮地追尋治癒結核的方法。這條探索的道路，無數人走了數百年。終於，借助於現代醫學的力量，在無數前人努力的基礎上，有幾位蓋世英雄橫空出世，為人類戰勝了肆虐千萬年的病魔。

在對抗結核病方面，第一個取得里程碑突破的英雄，叫做羅伯・柯霍，德國人，人類歷史上最偉大的醫學家之一。

柯霍生於一八四三年，比特魯多大五歲，巧的是，他也比特魯多早去世五年，兩人都活到了六十七歲。在柯霍當時的德國，結核病是威脅生命的「頭號殺手」，每三個新生兒和每兩個成人中，即有一位結核病患者。對於結核病人，人們爭執不休，由於結核病往往家族聚集，很多人認為結核病是一種遺傳病。

一八六五年，法國軍醫維爾曼證明結核病可以透過接種傳播給動物，證實這是一種傳染病。但是，對於病原微生物是什麼，並不清楚，直到柯霍，這個礦工的兒子，最終揭開謎團。

柯霍為研究病原微生物制定了嚴格準則，被稱為「柯霍法則」並沿用至今，包括：一種病原微生物必然存在於患病動物體內，但不應出現在健康動物體內；此病原微生物可從患病動物分離得到純培養物；將分離出的純培養物人工接種敏感動物時，必定出現該疾病所特有的症狀；從人工接種的動物可以再次分離出性狀與原有病原微生物相同的純培養物。

為了使細菌在結核顯微鏡下現身，柯霍實驗了多種染色方法，他的手曾經因為長時間浸泡在二氯化汞溶液中，變得烏黑發亮。終於有一天，當他用次甲基藍（亞甲藍）進行染色後，在顯微鏡下發現了藍色、細長的小桿狀體，它們看上去比炭疽桿菌小得多，有一定的彎曲度。他終於發現了結核桿菌！第一步完成！

以當時的培養技術，幾乎沒有合適的培養基能在動物體外培養出純菌種。柯霍篩遍了所有的培養基，又新配製了許多特殊成分的培養基，結核菌都不生長。面對挫折，柯霍毫不氣餒，繼續探索，終於摸索出了全新的血清培養基。完成了細菌體外培養任務。第二步完成！

柯霍將健康動物與感染動物共同飼養，三到四個月後，他又將結核桿菌注射進健康動物腹腔內，成功使受試動物感染結核病。自然傳播與試驗室傳播均獲得成功，第三步完成！

新的感染動物中再次培養出結核桿菌，第四步完成！

一八八二年三月二十四日，柯霍在柏林生理學會上宣布，他找到了結核的病原體——結核桿菌。

柯霍研究了九十八例人結核，接種了四百九十六隻實驗動物，取得四十六份純培養動物，在兩百隻動物中進行細菌毒力實驗。千辛萬苦，百折不撓，終成正果。

此時，特魯多醫生正在籌建他的結核病療養院。在得知柯霍的成果後，他重複了柯霍的研究，成為美國第一個分離出結核桿菌的人。征服結核的第二個里程碑，是由兩位英雄共同鑄造的。他們是法國細菌學家卡邁特和介林。

在柯霍確認結核桿菌是結核病原菌並成功在體外培養結核桿菌後，製造結核疫苗的研究就提上了日程，科學家嘗試了種種方法，但最終都失敗了。失敗者中，包括神級科學家柯霍。

在經過無數的探索之後，卡邁特發現，膽汁似乎可以弱化結核桿菌的毒性。而失去毒性的病菌，有可能就是疫苗。

一九〇八年，卡邁特和介林將柯霍分離出的牛結核菌接種在含有膽汁的培養基中。這是一株毒力很強的菌株，可以使一頭半噸重的牛感染肺結核。如果要讓這株細菌變成疫苗，需要在保證其活性的同時，將其毒性降低到對人體完全沒有致病力。

此後，每兩至三週時間，他們就將這株結核桿菌重新接種到新的培養基中培養一次，再挑出毒力最弱的細菌進行下一次接種。

培養到第三十三代，一毫克細菌已經無法使豚鼠死亡，而此前只需要〇．〇一毫克細菌就可以使豚鼠死亡。

培養到第六十代，細菌對猴子失去致病能力。

經過整整十三年時間，他們整整接種了兩百三十一代，終於獲得了可以用於疫苗的安全菌株。這株細菌對動物失去毒力，但能刺激動物產生對抗結核抗體。

這株菌苗，就是大名鼎鼎的卡介苗。

一九二一年卡邁特和介林研製的卡介苗進行了第一次臨床實驗，實驗對象是一名剛出生不久的嬰兒，嬰兒的母親已經命喪於肺結核病。實驗獲得成功，這名嬰兒獲得了對結核的免疫力。

一九二四年，卡介苗正式公之於眾，到了一九二八年，法國已經有五萬多名兒童接種。疫苗效果驚人，結核病感染率下降了八〇％以上。

這時候，意外出現了。

一九二九年，卡介苗引進德國。在德國的呂貝克市立醫院裡一共有兩百五十一名新生兒接種了卡介苗，結果七十二人死亡，其中六十八人驗屍結果為結核桿菌感染導致死亡。一時輿論譁然。

二十世紀初期，自然療法、反疫苗以及反人體實驗運動盛行。這起事故引起了鋪天蓋地的反疫苗浪潮。最終，當地法院經過七十六天的調查，發現是醫生誤將一株毒力很強的結核菌株混在了卡介苗中導致這起嚴重事故，與卡介苗本身無關。

但經過嚴重打擊的卡介苗，聲譽從此一落千丈，不少國家的醫學界心存疑慮，決定完全停止接種卡介苗。此後整整十五年時間，這一本可以挽救無數生命的成果，一直得不到廣泛使用。

二戰後，全球結核病的流行終於使人們重新重視卡介苗。一九四八年六月，巴黎召開了第一次國際卡介苗會議。會議總結過去二十五年的使用經驗，明確表示卡介苗對人體無害，也是最有效的預防結核病的措施。卡介苗終於徹底洗清了不白之冤。

可惜，卡邁特沒有等到這一天，一九三三年，七十歲的卡邁特因病去世。

今天，卡介苗已經成為絕大多數國家兒童的例行接種疫苗，使數十億人逃脫了結核病的魔爪。

取得人類戰勝結核第三個里程碑勝利的人，叫瓦克斯曼，他是抗結核藥物鏈黴素的發現者。

回顧瓦克斯曼發現鏈黴素的過程，雖然他本人確實出類拔萃，但也不得不感慨「時勢造英雄」。

瓦克斯曼是美籍烏克蘭人，沙皇倒臺後，俄國陷入動盪。一九一〇年，瓦克斯曼跑到美國投奔了他的表兄，在表兄所在的農村務農。不甘心一輩子修理地球的瓦克斯曼一心想做醫生，考取了哥倫比亞大學醫學院，卻付不起學費。心高氣傲的瓦克斯曼不願意接受別人資助，便去了當時很小的羅格斯大學，獲得了全額獎學金，專業是土壤微生物，研究方向是放線菌。

為什麼他能拿全額獎學金呢？原因很簡單，這個專業實在太冷僻，沒人願意學。他是該校土壤微生物專業唯一的學生，而放線菌這一塊，全美國根本就沒人研究。

瓦克斯曼就這樣學士、碩士、博士一路順順利利地讀了下來，博士畢業後回到羅格斯大學工作，成為微生物專業的一顆新星。

就在這時候，土壤微生物學這個曾經冷僻的、沒人幹的專業突然熱門起來了。

青黴素的巨大成功，給了科學界巨大的啟發。青黴素和磺胺對結核桿菌都沒有效果，但既然黴菌能夠產生青黴素，那麼為什麼其他微生物不能產生抗菌物質呢？與此同時，人們注意到結核桿菌在土壤中會被迅速殺死的現象，從土壤微生物中提取抗結核藥物成為一個研究方向。

一九三九年，在藥業巨頭默克公司的資助下，瓦克斯曼帶著他的學生，開始對土壤中的上萬種菌株進行篩選，研究出一系列從土壤中分離抗生素的方法和技術，先後分離出了多種抗生素。

一九四三年，成功終於到來。瓦克斯曼的一個叫薩茲的學生成功從灰色鏈黴菌分離出了對結核桿菌有特效的物質——鏈黴素。經著名的梅奧醫院實驗證實，鏈黴素對結核病有極佳的治療效果。

鏈黴素是人類歷史上第一種能夠治癒結核病的藥物。此後，異菸鹼醯、利福平、吡嗪醯胺、乙胺丁醇等抗結核藥物逐漸開發出來，結核病無藥可治的時代終於成為歷史。

發現病原，製備疫苗，尋找有效治療藥物，人類征服結核的三大戰役，至此終獲全功。醫生對結核病患者，終於從「偶爾去治癒，常常去幫助，總是去安慰」，變成了「偶爾能碰到，基本能治癒，努力去消滅」。

但消滅一種疾病並不是那麼容易，即使人類掌握了可以戰勝它的武器。

卻不斷拉長，戰爭最終陷入了僵局。

在兒玉源太郎趕往旅順的時候，戰爭局面是這個樣子的：

陸軍方面，俄軍一敗再敗，日軍已經把戰線推進到奉天一帶。旅順成為日軍圍困下的一座孤城。但是，乃木希典指揮的第三軍，始終無法攻克旅順。旅順不攻克，日軍後方就始終存在如芒刺在背的幾萬俄軍。而日本精銳的第三軍，就只能被牽制在旅順城下，無法北上參與奉天會戰。

海軍方面，日本聯合艦隊將俄軍艦隊擊敗，俄國艦隊被迫躲在旅順港內。但是，俄國艦隊主力尚存，並未失去戰鬥力，隨時可以出港作戰。為了保衛海上補給線安全，日本聯合艦隊只能在旅順港外與俄國艦隊長期對峙，無法回國修整。

此時，俄國的軍隊和物資正通過西伯利亞鐵路源源不斷地補充到東北戰場。俄國波羅的海艦隊也從歐洲出發，繞經南非好望角，趕赴遠東戰場。而日本，已經把本土最後一個師團派到了東北戰場。

如果日本不能在俄國波羅的海艦隊到達前消滅旅順港內的俄國艦隊，一旦波羅的海艦隊到達，雙方海軍實力將立刻逆轉。如果海軍戰敗，日本的海上運輸線將被俄國艦隊切斷，東北戰場的數十萬日軍，將成為俄國軍隊的甕中之鱉。

日本要想避免戰敗的命運，唯有一途：在波羅的海艦隊到達之前，消滅躲藏在旅順港內的俄國艦隊，日本聯合艦隊回國修整備戰，迎戰波羅的海艦隊。

同時，日本陸軍必須盡快攻克旅順，掃除後顧之憂，讓長期被牽制在旅順城下的第三軍北上增援奉天戰場。盡快擊敗實力不斷恢復和增長的俄軍，結束戰爭。

但是，談何容易！

當時的旅順，號稱遠東第一堡壘。旅順口原本是北洋海軍基地，清政府前後花費數千萬兩白銀，修築了完整而堅固的工事。一八九七年，在沙俄占領旅順後，用了兩年多時間勘探設計，又花了四年多時間大規模修築防禦設施，先後花費一千一百萬盧布，雇用技術人員上千名，役使數萬名中國勞工，完成了堅固而完整的防禦體系，並配備有當時最先進的武器馬克沁機槍。

負責進攻旅順的，是後來號稱日本「軍神」的乃木希典。

自一九〇四年八月開始，乃木希典先後全力對旅順發起了三次總攻擊。面對堅固的工事和馬克沁機槍組成的密集火力網，進攻的日軍一片片倒在戰場上，傷亡慘重卻戰果甚微。僅第一次進攻，日軍就傷亡了全軍的三分之一。

進攻，失敗，要援軍；再進攻，再失敗，再要援軍。旅順成為一個不折不扣的絞肉機，不斷吞噬日軍的生命，也不斷消耗日軍的戰鬥力。在第三次總進攻前，日本已經將駐守本土的最後一個現役師團派到了旅順前線。為了支援旅順戰場，日本不惜將守衛本土用的重炮拆下來千里迢迢運到旅順前線。然而日軍不斷付出慘重傷亡的代價，卻始終無法取得實質的進展。

第三次總攻擊的重點，是二〇三高地。只要占領這個高地，日軍就可以俯瞰旅順港，旅順城和港內的俄國艦隊就會完全處在日軍的炮火覆蓋之下。

兒玉源太郎帶著援軍到達旅順前線指揮部的時候，看到司令部院子裡放著一口棺材。身為第三軍總指揮的乃木希典，正準備親自帶隊衝鋒。

此前，乃木希典的兩個兒子，長子乃木勝典和次子乃木保典，均在這次戰爭中戰死，乃木希典決心要「三典同葬」，報效天皇。

兒玉源太郎毫不客氣地給了老朋友一記耳光，接過了指揮權。將日軍全部重炮重新布置，對準二〇三高地進行密集轟炸，並且命令在日軍進攻時不停止炮擊。

一九〇四年十二月一日，兒玉源太郎趕到前線指揮。十二月五日，日軍在付出慘重代價後，終於占領了二〇三高地。日軍在高地建起觀察哨，校正炮位，將旅順港內的俄國艦隊盡數擊沉。長期被牽制在旅順的日本聯合艦隊終於得以回到本土修整備戰。

一個月後，一九〇五年一月二日，旅順俄軍向日軍投降。久困於堅城之下的乃木希典第三軍終於得以北上，參加奉天會戰。一九〇五年三月，奉天會戰結束，俄軍慘敗。

一九〇五年五月二十七日，對馬海峽，修整完畢養精蓄銳厲兵秣馬的日本聯合艦隊，迎戰萬里跋涉終於趕到戰場的俄國波羅的海艦隊。日本聯合艦隊總指揮東鄉平八郎升起旗語：「皇國興衰，在此一戰。諸君努力，奮勇殺敵。」此役，日本以三艘魚雷艇的微小代價，摧毀對方三分之二艦隻，大獲全勝。

一九〇五年九月五日，俄國在樸茨茅斯同日本簽訂和約。日本取得了戰爭的勝利。

旅順之戰，最出彩的人物莫過於兒玉源太郎，他十二月一日到達旅順接管指揮，調整部署後，僅用一天攻擊時間，就奪去了二〇三高地，奠定了勝局。而乃木希典，則被普遍詬病，司馬遼太郎甚至毫不客氣地稱其為「蠢將」。

事實真的如此嗎？

如果我們仔細翻閱一下歷史資料就不難發現，不是兒玉源太郎挽救了乃木希典，而是他在最合適的時機來摘了乃木希典的桃子。

有這麼一個拔蘿蔔的故事：老頭、老太太、小狗、小貓一起拔蘿蔔，還是拔不出來，最後來了一隻小耗子幫忙，把蘿蔔拔出來了。我們能說這個蘿蔔是耗子拔出來的嗎？

不能否認，兒玉源太郎的現場指揮和戰術調整確實發揮了一定的作用。但是，真正導致二〇三高地陷落的最重要原因其實是俄軍兵力已經耗盡。

從日本第三軍一九〇四年七月三十一日開始圍攻旅順到俄軍投降，歷時一百五十五天，參戰日軍前後達十三萬人，傷亡累計五萬九千人。而俄軍傷亡兩萬人，被俘三萬兩千四百人。

也許你很奇怪，俄軍三萬多人怎麼就當了俘虜了？要知道，俄軍投降的時候，乃木希典的第三軍也只剩下三萬人了。

俄軍兵力確實耗盡了，在乃木希典準備親自上前線「三典同葬」的時候，指揮部設在旅順市區的俄軍總司令斯特塞爾，已經採取極端措施，讓市內的醫療兵都拿起武器增援二〇三高地，用他的話說就是「醫療兵也可以拿槍」。

為什麼會出現這種情況呢？因為半數以上的俄軍，都已經因為壞血病失去了戰鬥力，勉強能戰鬥的，也已經非常虛弱。

壞血病，是一種營養缺乏性疾病。缺的這樣東西，大家耳熟能詳，叫做維生素C。

壞血病的早期症狀是四肢無力、精神消退、煩躁不安、容易疲憊、肌肉疼痛、精神憂鬱，然後出現臉部腫脹、牙齦出血、牙齒脫落、口臭、皮膚下大片出血等症狀，最後是嚴重疲憊、腹瀉、呼吸困難、骨折、肝腎衰竭而致死亡。

維生素C是體內極為重要的一種水溶性維生素，具有多種作用。其最重要的作用之一，就是參與膠原蛋白的合成。膠原蛋白是纖維組織的基本結構，是構成骨、軟骨、牙齒、皮膚、血管壁、肌腱、韌帶及瘢痕組織的重要成分。

膠原蛋白在人體內的作用，類似於高樓大廈中的水泥。大家可以想像一下，如果一座大廈裡的水泥沒有了，這座大廈會是什麼情況。

作為血管內皮細胞黏結物的膠原蛋白，其合成一旦受影響，血管壁便難以保持完整，毛細血管脆性及血管壁滲透性增加，可以使皮膚、黏膜、骨膜下、關節腔及肌肉內出血。這也就是「壞血病」這一名稱的來源。

除此之外，患者還會出現牙齒鬆動、牙齦腫脹等表現。嚴重情況下患者無法咀嚼任何食物。法國路易九世帶領軍隊攻取埃及達米埃塔的時候，壞血病在軍隊蔓延，為了讓患者能夠進食，身為現代外科醫生祖師爺的理髮師們，不得不活生生剪掉患者腫脹牙齦上的一大塊肉。在沒有麻醉藥物的年代，真佩服這些前輩竟然能下得了手。

維生素C是對人體極為重要的一種營養物質，遺憾的是人體自身無法合成它。事實上，除了維生素D和維生素K之外，人體無法合成其他任何一種我們必需的維生素。

其實，大多數哺乳動物，都可以在自身肝臟內合成維生素C。但是，大約六千萬年前，人類和靈長類動物的共同祖先體內用於製造維生素C的基因（即「L－古洛糖酸內酯氧化酶基因」，簡稱GLO）發生了嚴重突變，從此無法合成蛋白質GLO酶，也就無法製造維生素C。

幸運的是，這一變異並未威脅到我們祖先的生存，維生素C在新鮮植物中含量很豐富，而且，短時間的維生素C缺乏，不至於造成嚴重後果，因為人體內正常儲備的維生素C可以維持身體兩到三個月的需求。這些儲備，足以讓北方的居民順利度過新鮮蔬菜水果缺乏而維生素C攝入相對不足的冬天。

在以往，最常見的造成維生素C長期攝入不足的情況有兩種：一是戰爭時期，二是長時間離開陸地在大海中航行。這兩種情況下都會出現新鮮蔬菜、水果長期供應不足，導致維生素C缺乏，引發壞血病。

一四九七年七月九日到一四九八年五月三十日，葡萄牙航海家達伽馬發現了繞過非洲到達印度的航線。但在這趟航行中，他的一百六十名船員有一百多人死於壞血病。

事實上，從大航海時代開始後的很長時期，壞血病一直是航海者的夢魘。它曾有一個使用很廣泛的名稱：航海性紫癜。

回顧人類戰勝壞血病的歷史，會發現一個令人扼腕的現象：其實很多航海者，甚至包括一些著名的航海者，已經注意到了壞血病和缺乏新鮮食物之間的關係，並採取了有效的預防措施。但遺憾的是，他們的做法並沒有被廣泛認可和接受。

其中一個比較典型的例子是大名鼎鼎的庫克船長，他在一七六八年到一七八〇年間三次遠航太平洋，堅持在任何可能情況下靠岸並盡量補充新鮮蔬菜和水果，他相信芹菜、德國酸白菜和「壞血草」有抗壞血病作用。所謂「壞血草」，可能是人們在實務中發現的富含維生素C的某種或者某幾種植物。有一次他在旗艦帶了七八六〇磅的德國酸白菜，一年航程中船上七十人每人每週有兩磅的供給。酸白菜的維生素C含量非常豐富，每一百克酸白菜含有五十毫克維生素C。在漫長的航行中，他的船員無一人因為壞血病死亡。

還有一個成功的案例是荷蘭東印度公司的艦隊長官詹姆斯．蘭開斯特，一六〇〇年，他在自己的艦隊旗艦上準備了檸檬汁，每當船員出現壞血病的症狀，就給他們每天早晨喝三滿湯匙檸檬汁。當船隊到達好望角時，四百二十四人中有一百零五人死亡，而旗艦上無一人死亡。

為什麼這些行之有效的做法沒有被普遍接受呢？答案很簡單：當時對壞血病病因的解釋和治療辦法太多了，而且很多解釋聽起來都非常有道理。伴隨著各種理論，各種治療壞血病的方法往往同時使用，以至於人們無法分清到底是哪種辦法有效。

比如，有人認為壞血病是船員食鹽攝入過多引起的。考慮到當時船員的主要食物是麵餅、魚和鹹肉，而得了壞血病的船員上岸後很快痊癒，這種說法非常有說服力。

趙子龍在長坂坡殺個七進七出，到底是因為他勇武過人，還是因為阿斗真龍之氣的護佑？

面對各種偽科學，醫生經常需要費口舌解釋的一個問題是：如何證明某種治療藥物或方法是有效的？

答案是對照試驗。

一七四〇年，英國皇家海軍的詹姆斯．林德醫生，就壞血病的治療做了一次對照試驗。雖然以現在的觀點來看，這個試驗遠遠達不到現代臨床試驗要求的大樣本、隨機對照雙盲等要求，但也足以流芳千古。

他把十二名患有壞血病的患者分成六組，分別採用六種據說有效的方法治療：第一組服用蘋果酒治療，第二組服用硫酸丹劑治療，第三組服用醋治療，第四組服用海水治療，第五組以柳丁和檸檬治療，第六組則以某位外科醫生建議的乾藥糖劑治療。

結果證明，最迅速和最有效的方式是以柳丁和檸檬治療，其次是飲用蘋果酒治療。

遺憾的是，林德人微言輕，雖然有一些艦隊指揮官採納了他的觀點，但直到一七九五年去世，他關於軍艦上應該儲備柑橘和柳丁等食物的建議也沒有得到海軍的採納。幸而英王的御醫布雷恩是林德理論的堅定支持者。一七九五年，布雷恩被任命為英國海軍醫療委員會委員，在他的不懈努力下，英國海軍部終於採納了他的建議，通令每個海軍官兵每天都必須飲用四分之三盎司（二十二公克）檸檬汁。一七九六年，英國海軍中壞血病病例大幅減少。英國海軍戰鬥力倍增，在一七九七年擊敗西班牙艦隊，締造了大英日不落帝國。

一八〇五年，拿破崙在英吉利海峽集結大軍，準備入侵英國。拿破崙認為，只要法國海軍能控制英吉利海峽六小時，法國就將成為世界的主宰。

拿破崙讓法國海軍突破英國封鎖線駛入大西洋，吸引英國海軍追擊，英國海軍在納爾遜將軍帶領下，進行了長達三個月的長途追擊堵截。得到檸檬汁加持的英國海軍，沒有一人因壞血病失去戰鬥力，而法國海軍卻嚴重減員。最終，英軍在特拉法加海戰中完勝法國艦隊。拿破崙被迫永久放棄進攻英國的計畫，轉而去進攻俄國。

此後，以檸檬汁和酸橙汁預防和治療壞血病的方法逐漸推廣開來。航海者終於擺脫了這個致命的威脅。

回到旅順戰場。

在日俄戰爭時期，人們早已經學會了使用檸檬汁和酸橙汁來對抗壞血病。但遺憾的是，旅順城雖然囤積了大量的戰備物質，卻沒有準備檸檬汁和酸橙汁。這只能歸咎於俄軍的輕敵。俄軍雖然將旅順修建成了遠東第一堡壘，卻沒有重視日本。他們在戰前根本沒有想到自己會被日軍長期圍困。

那麼，俄軍有沒有辦法擺脫壞血病呢？答案是肯定的。

東北旅順城內外有大量松樹，松針內含有豐富的維生素C。如果俄軍用松針泡水喝，就可以避免壞血病的威脅。

此外，旅順城內囤積了大量的大豆，大豆如果孵成豆芽，會大大增加維生素C含量。但是，俄國人不會孵豆芽。

俄軍投降後，日本從俄軍手中接受了大批武器和作戰物資，其中包括大炮五百四十六門，炮彈八萬發，子彈兩百二十五萬發，各種型號水雷上千顆。

投降的俄軍俘虜數量，是三十二萬四千人，占領旅順後北上參戰的乃木希典第三軍，也僅剩三萬人。而日本最後一個現役師團，此前早已經開赴旅順戰場。

歷史不容假設，但我們仍然忍不住想：如果俄國人會孵豆芽……

時耶？命耶？運耶？數耶？

一九一二年，波蘭裔美國科學家凱西米爾・馮克發表了維生素的理論。他認定自然食物中有四種物質可以防治夜盲症、腳氣病、壞血病和佝僂病。四種物質分別被稱為維生素A、維生素B、維生素C和維生素D。

一九二八年，匈牙利科學家阿爾伯特・森特・哲爾吉第一次分離出維生素C。此後，英國化學家沃爾特・N・霍沃思確定了維生素C的結構。二人因此分別獲得一九三七年諾貝爾醫學獎和化學獎。

一九三三年，瑞士化學家塔德烏什・賴希施泰因發明了維生素C工業合成方法，該技術專利第二年被跨國製藥公司羅氏製藥收購。維生素C進入大規模工業化生產時代。

至此，又一種長期威脅人類健康的疾病，被人類征服。

最後，告訴大家一個可以幫你省錢的小竅門：

在大陸如果你需要補充維生素C，到藥店以後，請不要理會售貨員熱情洋溢地推薦的人民幣幾十元甚至幾百上千元的保健品，直接告訴他：「我要准字型大小的。」

聽到這話，售貨員通常會不情不願地從不起眼的地方給你拿出一個小瓶，裡面是嚴格按照中國國家藥品標準生產的維生素C，幾塊錢，幾十片。

11 海地獨立與黃熱病

西元前七一年，羅馬布林底西港附近，斯巴達克斯率領的奴隸起義軍和克拉蘇領導的羅馬軍隊殊死一戰。起義軍領袖斯巴達克斯身先士卒，視死如歸，最後壯烈犧牲。至此，這次羅馬歷史上最大規模的奴隸起義宣告失敗。但斯巴達克斯的名字，卻從此載入歷史，千古流芳，為無數後人所敬仰。

十九世紀義大利作家拉喬萬尼奧在他著名的長篇歷史小說《斯巴達克斯》中，寫到了在這場決戰前已經深陷絕境的起義軍領袖斯巴達克斯與克拉蘇的一場談判。

面對必敗的結局，斯巴達克斯被迫來到克拉蘇面前，試圖尋求和平。

克拉蘇提出：「你和你所挑選的一百個人可以獲得自由，但其餘的人必須放下武器向我投降，他們以後的命運將由元老院決定。或者，如果你感到疲倦，你可以拋棄他們；你不但可以獲得自由和公民權，而且可以在我們的軍隊中擔任副將的官職；角鬥士的軍隊失去了你的英明領導就會秩序大亂，不出一星期就會被我徹底打垮。」

面對這樣的誘惑，斯巴達克斯斷然拒絕背叛自己的戰友和手下，選擇了戰死沙場。

時光荏苒，在斯巴達克斯戰死近兩千年後，在地球的另一端，又一位奴隸起義的領袖，因為和斯巴達克斯相似的命運和使命，被迫來到敵方將領的面前，尋求和平。他的名字叫杜桑．盧維杜爾，海地奴隸起義的領袖。

海地原為印地安人部落阿拉瓦克族的居住地。一四九二年，哥倫布航行至此，將該島命名為伊斯帕尼奧拉島，意思是「西班牙人的島」。一五〇二年，伊斯帕尼奧拉島正式淪為西班牙殖民地，西班牙人將島上的印地安人當成奴隸，強迫他們採掘黃金、種植甘蔗和養牛。

西班牙人的殘暴統治引起了印地安人的激烈反抗，但尚處在原始社會的印地安人連鐵器都沒有，面對裝備先進的西班牙殖民者，這些反抗無一例外地遭到了血腥鎮壓。有一名印地安人領袖在起義失敗後逃到古巴，西班牙人追到古巴將他抓住處死。在處死他之前，一個西班牙神父假惺惺地勸他皈依上帝，以便死後能進入天堂。這名印地安人領袖說：「有西班牙人的天堂，我不去。」

由於殖民者的殘暴統治加上殖民者帶來的天花等疾病，在西班牙人占據這裡五十年後，一百萬印地安人近乎滅絕。失去了勞動力的伊斯帕尼奧拉島逐漸荒廢，成為海盜的天堂。後來，法國人逐漸占據了這裡，並將這裡改名為聖多明克。一六七九年，西班牙正式割讓聖多明克給法國。

法國人占領聖多明克後，開始大量建立種植莊園，種植甘蔗、咖啡、菸草、藍草、棉花等經濟作物。其中甘蔗尤為重要。

中世紀的歐洲，糖只能從中東進口，是難得的奢侈品，價格高得驚人。在美洲有了大片大片的甘蔗種植園後，越來越多的糖被運到歐洲，糖的價格隨之快速下跌並走入尋常百姓家。十七世紀，英國人每人每年的糖攝取量接近於零，而到十九世紀則暴漲到大約八千克。

然而，無論是種植甘蔗還是提煉蔗糖，工作環境都極其惡劣。甘蔗種植園中更是瘧疾肆虐，願意在這裡工作的人寥寥無幾，如果聘用勞工，成本會極其高昂，無法滿足市場對蔗糖的需求。

為了獲得足夠的勞動力，同時降低成本，向歐洲提供廉價的糖，獲得巨額的利潤，殖民者從非洲大量販賣奴隸到美洲。從十六世紀到十九世紀，大約一千五百萬非洲青壯年黑人被運到美洲成為奴隸。這個數字，還只是到達美洲完成奴隸交易所能夠統計的數量，一般認為，奴隸販運的總數約為兩千萬，至少有兩百萬黑人根本沒有活著到達美洲。

這些奴隸七成在甘蔗園工作，生活十分悲慘，海地島上法國種植園裡的黑奴，平均每天勞動時間十八～十九小時，如果黑人十八歲被抓到海地，一般活不過二十五歲。

對奴隸的殘酷壓榨為殖民者和法國政府帶來了巨額的利潤。一七六七年，這裡向歐洲出口了七千兩百萬磅粗糖和五千兩百萬磅白糖。到十八世紀八〇年代，聖多明克提供了歐洲市場上四〇％的蔗糖和六〇％的咖啡。聖多明克成為美洲最富庶的殖民地，也是全世界最有利可圖的奴隸制殖民地。

一七九一年，趁法國爆發革命處於內亂的機會，聖多明克的五十萬黑人奴隸揭竿而起，發動了爭取自由的大起義。在起義過程中，奴隸出身的杜桑．盧維杜爾憑藉出色的組織能力和軍事天才，逐漸成為起義軍的領袖。

處於內亂中的法國沒有能力派出大批軍隊鎮壓，不得不在一七九三年宣布廢除聖多明克的奴隸制，並於一七九九年任命杜桑．盧維杜爾為聖多明克總督，此時的杜桑．盧維杜爾已經成為聖多明克的實際統治者。一八〇一年六月，杜桑頒布了憲法，任命自己終身執政。

然而，此時法國的內亂逐漸結束。一七九九年，拿破崙發動霧月政變，成為法蘭西共和國第一執政。一八〇二年，他又成為終身執政，並於一八〇四年成為法蘭西帝國皇帝。

平定了內亂的拿破崙，很快把目光轉到了聖多明克。法國在這裡的巨大利益使得他最終決定派出大軍鎮壓，恢復法國的殖民統治。

一八〇二年，由拿破崙的妹夫夏爾．勒克雷爾將軍率領的四萬名法軍遠征聖多明克。

四萬法軍是什麼概念呢？

第一次鴉片戰爭，為了戰勝中國，英國派出了四千人的軍隊。第二次鴉片戰爭，八國聯軍數量為兩萬人。美國獨立戰爭時期，鎮壓美國獨立的英國正規軍數量為三萬多人。

這次，法國一下派出了四萬精銳大軍。當時的法軍，打遍歐洲無敵手。而聖多明克黑人奴隸的總量，只有五十萬人。聖多明克沒有工業，連糧食都依賴進口。

起義軍損失慘重，被迫退入山林與法軍周旋。

勒克雷爾宣稱，法國只是來推翻杜桑的統治，不會恢復聖多明克的奴隸制。杜桑手下的很多將領被勒克雷爾欺騙，認為只要能夠獲得自由，即使恢復法國的統治也沒有關係。起義軍內部出現了嚴重分裂。

在這個時候，勒克雷爾向杜桑發出了和談的邀請，稱願保證其安全並與其談判以早日結束戰爭。

杜桑相信了，他單槍匹馬地來到法軍營地和勒克雷爾和談。而勒克雷爾卻比克拉蘇卑鄙無恥得多。他立即背信棄義，逮捕了杜桑，將其送到法國監禁。聖多明克再次回到法國的殖民統治之下。

第二年，也就是一八〇三年四月，杜桑慘死在法國監獄。

然而，廢除奴隸制後的聖多明克，經濟收入大大下降，為了繼續攫取財富支撐拿破崙的窮兵黷武，拿破崙和勒克雷爾始終在謀求恢復奴隸制。聖多明克的黑人雖然並不知道勒克雷爾身上帶著拿破崙讓他尋找合適時機恢復奴隸制的命令，但是，隨著周圍的各個島嶼逐漸恢復奴隸制，他們很快清醒地認識到，法國人騙了他們。

杜桑在被送往法國的船上，他說了一段流傳千古的名言：「你們推翻我的統治，只是砍斷了聖多明克自由之樹的枝幹。自由仍會從根部再次發芽，因為自由已經在聖多明克人民的心中扎根。」

嘗到自由滋味的奴隸，寧死不肯再次成為奴隸。

為了自由，他們付出了能付出的一切代價，他們可以接受法國的統治，他們甚至可以出賣自己的領袖。但是，他們絕不肯再次成為奴隸。

縱然強弱懸殊，縱然希望渺茫，不自由，毋寧死！

一八〇二年十月，海地黑人在讓－雅克．德薩林帶領下再次揭竿而起。這一次，他們幾乎毫無勝算。他們悲壯地以決死的心態投入戰鬥，並祈禱上帝的幫助。

而上帝，真的顯靈了。一場黃熱病瘟疫，就在此刻爆發了。

黃熱病是由黃熱病毒引起的，主要透過埃及斑蚊叮咬傳播的急性傳染病。病毒侵入人體後，迅速進入局部淋巴結，並在其中不斷繁殖，三～四天後進入血液循環形成病毒血症。繼之，病毒侵入肝、脾、腎、心、骨髓、淋巴等處。數日後病毒從血中消失，但依然存在於淋巴結、脾、骨髓中。臨床以高熱、頭痛、黃疸、蛋白尿、相對性緩脈和出血等主要症狀。輕症患者一般能順利恢復，不留後遺症。重症患者的致死率隨每次流行而異，受種族、年齡等多因素影響，可達三〇％～五〇％。

按照正常邏輯，在疾病流行爆發時，有更好衛生習慣和生活條件的法軍，感染率和死亡率應該比起義的黑人低得多。但事實卻恰恰相反，四萬名如狼似虎的法軍，有兩萬四千人死亡，八千人病倒，只有八千人尚能戰鬥。一八〇二年十一月，法軍的統帥勒克雷爾死於黃熱病。

而與此同時，起義的黑人卻幾乎沒有受到黃熱病的影響。

這是為什麼呢？真的是上帝在幫助黑人？

答案要從黃熱病的來源說起。

非洲，號稱疾病尤其傳染性疾病的故鄉，人類歷史上的多種傳染病，比如天花、愛滋病、伊波拉都起源於非洲。黃熱病同樣起源於非洲，一般認為，黃熱病最初來源於非洲的猴子，藉蚊蟲傳染給人類，並隨著殖民者的販奴船被帶到了美洲。同時被帶到美洲的，還有喜歡吸食人血的埃及斑蚊，蚊蟲叮咬是黃熱病重要的傳播管道。

身在黃熱病流行區，非洲黑人大多幼年時就感染過黃熱病，而一旦感染過，就可以獲得長期免疫力。聖多明克的黑人大部分是從非洲販賣過來，已經具備了對黃熱病的免疫力。

同時，由於黃熱病在非洲的常年肆虐，經過一代代的自然選擇，非洲黑人已經對疾病形成了適應性，黃熱病對非洲黑人的致病力已經大大下降。黑人感染後普遍症狀輕微而且死亡率低。

我們可以推測，聖多明克的黃熱病的最初起源，很可能就是一個感染了黃熱病但症狀比較輕的黑人奴隸。這個奴隸在患病期間被殖民者販賣到了美洲。然後蚊蟲透過叮咬把黃熱病傳給了猴子。起義者在山地中和法軍周旋的時候，蚊蟲又透過叮咬把疾病從猴子身上傳給了法軍。

法軍和其他歐洲殖民者一樣，從未接觸過黃熱病，不僅對其完全沒有抵抗力，而且死亡率高得驚人。這一幕，和美洲印地安人最初接觸殖民者帶來的天花病毒時的表現一模一樣。

四萬法軍，在損失八〇%員額並失去統帥之後，已經無力再戰。

一八〇三年十月，在杜桑去世僅僅半年後，聖多明克法軍向起義軍投降。剩餘的八千法軍，後來在回國途中被英國俘虜。

一八〇三年十一月，聖多明克人民通過《獨立宣言》。一八〇四年一月一日，聖多明克正式宣告獨立，並將獨立後國家的名字改為「海地」，並沿用至今。

但是，這場疾病的影響遠不止於此。

聖多明克是法國在美洲最富庶的殖民地，但法國在美洲的殖民地遠不止這一處，還包括紐奧爾良和路易斯安那。

勒克雷爾統帥的四萬名法軍，是法國在美洲的主要軍事力量，由於勒克雷爾軍團在黃熱病的打擊下損失慘重，法國已經沒有足夠的力量保護紐奧爾良和路易斯安那。此時，法國和英國之間關係緊張，戰爭一觸即發，拿破崙不僅無力增援遠在美洲的法軍，更急於籌措軍費與英國作戰。在這種情況下，拿破崙最終決定放棄美洲，全力在歐洲爭霸。

一八〇三年四月三十日，法國和美國代表在巴黎簽署路易斯安那購地條約，美國以八千萬法郎（約一千五百萬美元）的價格向法國購買了面積達二、一四四、四七六平方千米的路易斯安那。購地所涉土地面積是今日美國國土面積的二二・三％，與當時美國原有國土面積大致相當。購買價格大約為每四千平方米三美分。

就這樣，因為黃熱病，美國占了法國一個天大的便宜。

然而，還有一個大便宜在後面等著。

一八七九年，七十四歲高齡的法國人斐迪南．德．雷賽布組織了巴拿馬洋際運河環球公司，試圖再打通一條橫跨太平洋和大西洋的偉大航線，預算是六．五八億法郎。

斐迪南是蘇伊士運河工程的主持者，當時聲望如日中天。然而，這個一八八一年開工的工程，最終毀了斐老爺子一輩子的聲譽，並險些令他遭受牢獄之災。

巴拿馬運河工程受阻，因素很多，而其中一個重要原因，是黃熱病和瘧疾。在整個工程期間，有兩萬兩千名工人染病死亡。一八八九年巴拿馬運河公司宣布破產，法國為此付出了二十億法郎的代價（路易斯安那才賣了八千萬法郎啊），令無數法國投資者血本無歸。

善於撿法國人便宜的美國人再次出場，於一九〇四年以四千萬美元收購了法國的運河開發權。然而工程重啟不久又被迫再次停工，停工原因很簡單——沒有工人幹活了，八五％的工人都住進了醫院。黃熱病可怕的症狀再加上高死亡率讓美國運河工人談「黃」色變，甚至整船的工人在聽到黃熱病爆發的傳言後便一哄而散。

幸運的是，美國此時已經知道了黃熱病的病因。

一八九八年爆發的美西戰爭中，在古巴作戰的美軍被黃熱病折磨得苦不堪言。於是美國政府在一九〇〇年成立了專門的委員會研究黃熱病的問題，一位名叫里德的軍醫成為該委員會的主席。

其實，在里德之前，一位叫胡安・卡洛斯・芬萊的古巴醫生就推斷黃熱病可能是透過蚊子傳播的，他為此不惜在自己身上拿蚊子做實驗。可惜的是，不是每種蚊子都能傳播黃熱病，而老先生每次用的蚊子品種都不對，最終與這一重大發現失之交臂。

里德覺得芬萊的觀點很有道理，找志願者又做了一系列的實驗，最終確認了黃熱病確實是透過蚊子傳播。里德團隊的調查同時發現，黃熱病病原與細菌有著多方面的不同。後來人們才知道，這種新型致病原的名字叫做「病毒」。

在得知里德的研究成果後，戈格斯醫生在哈瓦那展開了滅蚊活動，並成功地控制了黃熱病疫情。一九〇四年，戈格斯被派到運河區考察，回到華盛頓後，他雄心勃勃地提出運河區近一千三百平方千米的滅蚊計畫。雖然這計畫遭受了不少非議，但是形勢比人強，美國政府最終咬牙同意了這一耗資巨大的方案。

一九〇五年，美國投入一百萬美元在巴拿馬運河區開展滅蚊運動。運動歷時一年多，動用四千多人的「滅蚊部隊」，使用了一百二十噸殺蟲粉、三百噸硫黃、六十萬加侖防蚊油、三千個垃圾桶、四千個水桶、一千把掃帚，還布置了一千兩百個薰蒸點，幾乎將運河周圍弄成一個無蚊區。

運動成果驚人，一九〇六年十一月十一日，巴拿馬運河出現最後一個黃熱病死亡病例，而瘧疾也得到了有效控制。一九一三年十月十日，巴拿馬運河竣工。

對黃熱病的最後一擊，是南非病毒學家馬克斯．泰雷爾完成的。泰雷爾發現，透過讓黃熱病病毒反覆感染動物，能夠在保持免疫原性的同時降低病毒毒性，這使得疫苗成為可能。一九三七年，泰雷爾和其同事經過反覆接種培養，終於獲得了安全無害的黃熱病疫苗，這就是沿用至今的17-D疫苗。疫苗接種後七～九天即可產生免疫力，保持十年以上。

一九四〇～一九四七年，泰雷爾所任職的洛克菲勒基金會生產了超過兩千八百萬劑黃熱病疫苗，終結了黃熱病作為主要傳染病的歷史。一九五一年，泰雷爾獲得諾貝爾醫學獎。

至此，又一種危害人類多年的疾病，被征服了。

12 「病入膏肓」——晉景公之死

說起晉景公，大家可能不太熟悉，但是，提到《趙氏孤兒》，老百姓恐怕沒有不知道的。在這個故事裡面，忠臣遭奸臣陷害滅族，忠臣的遺孤被追殺，義士交出自己的孩子冒充忠臣遺孤，含辛茹苦地將孤兒養大，最終申冤報仇。這個故事把中國傳統美德裡的忠孝節義展示得淋漓盡致，感人至深。

不過，我小時候對這個故事總有些疑問：那個年代又沒有ＤＮＡ檢查，誰知道交出去的是真的假的啊？萬一被交出去的孩子是真的，而後來繼承爵位的孩子是假的怎麼辦？我拿這個問題問老師，被老師批評為心理陰暗。

《趙氏孤兒》裡面，那個殺戮忠臣的昏君，就是晉景公。但是看看歷史書裡面記載的晉景公，雖然不是他祖先重耳那樣的一代賢君，卻也幹得相當不錯，實在算不上一個昏君。

史書這東西，有時候實在不那麼可靠。《趙氏孤兒》中的大忠臣趙家，最終和韓、魏兩家合夥瓜分了自己的主子晉國並成為赫赫有名的戰國七雄之一。晉國亡國而趙國興旺，兩家掌握的發言權可就不太一樣了。看看史書記載，趙家祖先都是千好百好，而他們的對頭不是昏君就是奸臣，這未免有點不科學。我總覺得，包括《左傳》在內的史書，都或多或少受了趙家強大發言權的影響，對歷史的記載很不公正。

實際上，仔細看看這些已經不那麼可靠的史書並分析一下，我們還是能看出一些端倪來：趙家被滅族其實不是什麼忠臣蒙冤，那無非是晉國國君和趙氏家族的一場你死我活的權力爭奪罷了。

趙氏孤兒的名字叫趙武，他被晉景公殺掉的父親叫趙朔，而趙朔的父親叫趙盾。趙盾這個人，史書上對其多有美化，然而也恰恰是在他執政期間，趙氏家族和晉國國君之間的權力爭奪達到了你死我活、不共戴天的地步。

趙盾在晉襄公時期就把持政務，晉襄公去世時，遺命由太子繼位。但趙盾覺得太子年紀太小，打算讓晉襄公的弟弟繼位。這一下掀起了軒然大波，太子的母親不依不饒，甚至給趙盾下跪，終於迫使趙盾改變主意，讓太子繼位，也就是晉靈公。

看到這一段，我覺得有點毛骨悚然了。你趙盾再厲害也是晉國的臣子啊。國君既有遺命，你遵從就是。太子年幼，你好好輔佐就是，豈可自作主張？最後趙盾雖然讓了步，但身為臣子，他竟然把太子的母親逼到向他下跪的份上，這實在有些駭人聽聞了吧。這樣的臣子，哪個國君能夠容得下？

晉靈公長大了，和趙盾的關係自然極其糟糕。史書中把晉靈公描繪得十分荒淫無道。有記載說，晉靈公派刺客去刺殺趙盾，結果刺客發現趙盾天不亮就穿好衣服準備上朝，被其勤政敬業的精神感動，於是自殺了。

我勒個去！

我且不說刺客在刺殺前是不是根本不知道趙盾的風評口碑，且不說什麼樣的刺客能如此輕鬆地混進獨攬大權的晉國重臣的休息室並看到他盛裝待朝，也不說這種多愁善感心靈脆弱的人多不適合做刺客，趙盾是臣，晉靈公是君，君對付臣，竟然被迫要使用刺殺這種手段。可見君權旁落到了什麼程度。

君殺臣不易，臣弒君卻不難。晉靈公後來再次試圖對趙盾動手，結果自然又失敗了。又逃過一劫的趙盾做出一副要逃亡的樣子，結果沒跑多遠，他的異母弟弟趙穿就把晉靈公給殺了。聽到消息的趙盾不跑了，高高興興地回來收拾殘局，對趙穿弒君一事不聞不問。雖然他做出一副無辜的樣子，但要說這事兒跟他沒關係，誰信呢？史臣董狐毫不含糊地記載道：「趙盾弒其君！」

此後趙盾又迎立了晉成公，晉成公在位七年就死了，後來又立了晉景公。晉景公在位的時候，趙盾死了，趙朔接替了他的位置。晉景公也是個狠角色，他仔細謀劃，帶領將士在下宮突襲趙氏，殺死了趙朔、趙同、趙括、趙嬰齊，幾乎滅絕了他們的家族，終於收回了君權。但是他並沒有趕盡殺絕，而是留下了趙朔和晉景公姑媽的孩子趙武，延續了趙家的血脈。趙家積蓄實力，不斷擴張勢力，最終三分晉國，成了七雄之一。

有意思的是，史書中對攬權弒君的趙盾不吝溢美之詞，將其描繪為人間少有的忠臣，對晉景公卻是想著法兒地糟蹋。不僅把因病去世的晉景公寫成不得好死，而且把他的死寫得極其不堪，說他是掉進廁所淹死的。

我們看看《左傳》中關於晉景公之死的這段簡單卻針對性極強的記載：

晉侯夢大厲，被髮及地，搏膺而踊，曰：「殺余孫不義，余得請于帝矣！」壞大門及寢門而入。公懼，入于室。又壞戶。公覺，召桑田巫，巫言如夢。公曰：「何如？」曰：「不食新矣。」

公疾病，求醫于秦，秦伯使醫緩為之。未至，公夢疾為二豎子曰：「彼良醫也，懼傷我，焉逃之？」其一曰：「居肓之上，膏之下，若我何？」醫至，曰：「疾不可為也！在肓之上，膏之下。攻之不可，達之不及，藥不至焉，不可為也。」公曰：「良醫也！厚為之禮而歸之。」

六月丙午，晉侯欲麥，使甸人獻麥，饋人為之。召桑田巫，示而殺之。將食，張，如廁，陷而卒。小臣有晨夢負公以登天，及日中，負晉侯出諸廁，遂以為殉。

總結起來，《左傳》記載的晉景公死因是：厲鬼索命，病入膏肓，陷廁而死。

我忍不住納悶：這史書作者到底收了趙家多少錢啊，拚命把人家晉景公往死裡抹黑。

這個故事中，指責晉景公殺他孫子的厲鬼其實所指非常明確，就是趙朔的爺爺，趙盾的父親，趙衰。趙衰可不是一般人，他是陪晉文公重耳流亡了整整十九年的大功臣。他變成厲鬼來指責晉景公「不義」，這等於是以鬼神的名義給趙家平反，而且將晉景公的死解釋成是他誅滅趙家的報應。且不說這事荒誕不經到什麼程度，就算是真的，晉景公怎麼可能把這事公開出來流傳後世？

再說陷廁而死，很多人理解為掉進廁所淹死。我覺得這完全不可思議。我相信，春秋時期的廁所肯定不如現代的廁所乾淨清潔。但無論如何，晉景公畢竟是一國之君啊。一國之君的廁所，至少會經常打掃清洗吧？裡面的糞便無論如何不至於積累到能淹死人的程度吧？你能想像一國之君的廁所是個能淹死人的大糞坑？

而且，別說晉景公是國君，就算是普通人到了病入膏肓的程度，也不太可能自己上廁所吧？怎麼也得有個人服侍一下啊。在有人服侍的情況下，即使不小心「陷」了，又哪那麼容易「卒」啊？

合理的解釋是：晉景公不是因陷而卒，而是卒而後陷。他在病入膏肓的情況下，大便時突然死亡，倒在廁所裡。

那麼，晉景公得的到底是什麼病呢？

分析其死因，有三條線索可以參考：一、病在膏肓之間；二、無藥可救，死亡率極高；三、大便時猝死。

膏肓在哪裡呢？古人說心下面有一小塊脂肪叫做膏，心臟與橫膈膜之間的部位叫做肓。古人以為心臟是在正中的，所以這個「膏肓」的位置，大體相當於胸骨下段後方。

綜合上述三點，我們可以合理地推測：晉景公死於冠狀動脈心臟病導致的急性心肌梗塞。

冠狀動脈性心臟病簡稱冠心病，其中除了少部分是冠狀動脈功能異常，如冠狀動脈痙攣、變異型心絞痛之外，絕大多數都是冠狀動脈粥狀硬化性心臟病，即冠狀動脈內膜由於吸菸、高血壓、糖尿病等受到損傷後，血液中的脂肪沉著其上，形成一些類似粥狀的斑塊，稱為動脈粥狀硬化病變。這些斑塊漸漸變大、增多，直至造成冠狀動脈管腔狹窄，便會造成冠狀動脈（供血給心臟的輸送管道）血流受阻，導致在活動、生氣、激動時的心臟缺血，產生胸痛（典型的心如刀絞，故名心絞痛）。當斑塊突然破裂，局部血小板凝聚成血塊，堵塞冠狀動脈，血流完全中斷，導致急性心肌梗塞。心肌梗塞一旦發生，近半數患者連進醫院搶救的機會都沒有，尤其是血管主幹導致的大面積心肌梗塞，會導致患者在短時間內迅速死亡。

冠心病多發於男性，老年人多見，但青壯年發病也屢見不鮮，尤其是近年來發病年齡明顯提前了至少十五年。晉景公出生年月不明，但在位時間為十九年，去世時至少為壯年，如果他有高血壓、糖尿病、高脂血症、家族遺傳史等高危險因素，更是容易患上冠心病。這些當然已經無從考究了，但作為一國之君，吃得好、動得少、長得肥，還是很有可能的。

冠心病的主要表現為胸痛，典型的心絞痛發作就是陣發性的前胸壓榨性疼痛感覺，疼痛主要位於胸骨後部，可放射至心前區與左上肢。也就是說，冠心病的主要表現就是「膏肓之間」的劇烈疼痛，這種疼痛會伴有瀕死感。嚴重的冠心病患者心絞痛會頻繁發作，這種頻繁的發作是很危險的徵兆，意味著患者隨時有急性心肌梗塞和死亡的危險。在醫學落後的古代，人們對此沒有有效的治療辦法，但根據長期經驗總結，他們不難發現一旦患者出現頻繁發作的「膏肓」部位劇烈疼痛，患者將在短時間內因病死亡。所以「病入膏肓」也就成了無藥可救的代名詞。

晉景公死於大便之時，而大便恰恰是誘發心絞痛和急性心肌梗塞很重要的危險因素，對於便祕患者尤其如此。便祕患者大便時必須極其用力才能解出大便，這一過程將大大增加心臟的負擔，增加心臟的做功和氧氣消耗，而患者本已經極其狹窄的冠狀動脈根本無法提供足夠的血液和氧氣，從而引發心絞痛或急性心肌梗塞。嚴重心肌梗塞可在短時間內讓患者心跳停止或惡性心律失常，使心臟失去泵血功能，導致死亡。

另一個可能性是，晉景公在冠狀動脈嚴重狹窄的情況下已經發生過嚴重的、持續長時間（常常持續半小時以上）的胸痛，也就是說曾經發生了急性心肌梗塞，這樣的病人由於稍動即痛（心絞痛），或稍動即喘憋（心肌梗塞後心功能下降、心衰），更是病入膏肓。這時在大便時容易發生心臟破裂，因為剛梗塞不久的那部分心室壁很薄，就像吹氣球時有一塊鼓包鼓出來一樣，便祕時一用力，這部分承受不了過大的壓力，啪的一聲就破了。心臟破裂，即便你發病時正在最厲害的醫院也回天乏術，瞬間去見閻王。因急性心肌梗塞住院的患者，本已準備出院，如廁時突然喪命，這種情況並不少見。

「病入膏肓」的晉景公就這樣離開了人世。在他那個年代，這種死法無論如何不能算是惡死或者橫死，但被史書這麼一寫，竟成了淹死在廁所的千古笑柄，著實冤枉。

現在，人類雖然還沒有完全攻克冠心病，但已經有了很好的治療辦法。除了一般的藥物治療，醫生對付冠心病的主要手段有兩種：

一種是冠狀動脈繞道手術，又稱冠狀動脈搭橋手術，由心外科醫生在冠狀動脈狹窄的近端和遠端之間建立一條通道，使血液通過架起的這座血管橋，繞過狹窄部位到達遠端，改善心肌血液供應。這項手術以前常在心臟停止跳動下進行，需使用體外循環支持；現在大多在跳動的心臟上進行，即所謂的「不停跳」手術。搭橋手術成熟於二十世紀八〇年代，在國內外開展得相當普遍。俄羅斯總統葉爾欽、美國總統柯林頓等都曾接受過冠狀動脈搭橋手術。這種手術的缺點是創傷相對較大，需要開胸和全身麻醉，圍手術期併發症略高於內科介入治療。當然，如果患者條件適合，也可以經小切口做微創手術搭橋。

還有一種是冠狀動脈血管內支架術，由心內科醫生從手腕或大腿根的動脈插入導管直達冠狀動脈，找到阻塞部位並以球囊撐開，或經球囊導管直接送入支架，支撐住被擴張開的狹窄部位，保持血管通暢。介入手術經歷了單純球囊擴張、金屬裸支架、藥物塗層支架三個時代，如今已經進入生物可分解支架時代，所植入的支架會在兩年之內逐步完全分解。支架手術創傷小，不須全身麻醉，圍手術期風險明顯降低，已經成為最常用的冠狀動脈開通手術。

不久前，有一篇抹黑心臟支架技術的文章《拒絕可怕的心臟支架！缺德的手術！》在網上大肆流傳，稱支架技術為國外淘汰的技術，效果差、風險高、屬於欺騙患者云云，這純屬扯淡。

心臟支架技術絕非淘汰的技術，而是目前在全世界應用極為廣泛的成熟技術，僅美國每年就有一百多萬例心臟支架手術。

二〇一三年八月五日，美國前總統喬治・布希體檢時發現冠狀動脈狹窄，第二天，他在家鄉德克薩斯州達拉斯市一家醫院接受了心臟支架手術。手術極其成功。

真正缺德的，恰是那些出於不可告人的目的造謠生事、製造恐慌、詆毀這些救命技術的人。這些人真該被按到廁所裡淹死。

13 李承乾的性取向與大唐帝國的國運

爽氣浮丹闕，秋光澹紫宮。衣碎荷疏影，花明菊點叢。
袍輕低草露，蓋側舞松風。散岫飄雲葉，迷路飛煙鴻。
砌冷蘭凋佩，閨寒樹隕桐。別鶴棲琴裡，離猿啼峽中。
落野飛星箭，弦虛半月弓。芳菲夕霧起，暮色滿房櫳。

這首詩在歷史上並不出名，其水準也無法和李杜那樣的名家相比，但淒涼哀婉之意躍然紙上，可知作者的內心肯定極度淒涼。

這首詩的作者是李世民，大名鼎鼎的唐太宗。西元六四五年，大唐帝國的廢太子李承乾去世。據說，這首詩是李世民得知兒子去世後寫的。

漢唐漢唐，唐朝是中國歷史上一個可與漢朝並稱的偉大王朝，至今，國外的華人聚集區都稱為唐人街。從貞觀之治到開元盛世，大唐帝國的文治武功，至今令人神往和為之傾倒。

然而，這個偉大的帝國從建立那天起，在繼承人問題上就如同中了魔咒一般，李世民殺掉了哥哥和弟弟登上皇位只是個開始，此後連續幾次帝位傳承都是腥風血雨。李世民辛辛苦苦培養的太子李承乾，因謀反被貶為庶民，二十六歲就鬱鬱而終，二兒子李泰覬覦皇位心懷不軌，但也是竹籃打水一場空，皇位最終傳給了老三李治。但我們回顧歷史，李世民選的繼承人李承乾，無論從哪個角度看，似乎都不應該出問題的。

李承乾是李世民愛妻長孫皇后的兒子，根正苗紅的嫡子。李世民對長孫皇后感情深厚，因此對李承乾也格外恩寵。李承乾的舅舅長孫無忌，更是朝中重臣。就憑這些，他的太子之位應該是任何人都難以撼動的。

而且，李承乾本人的素質也非常高，他不足六歲時，唐太宗便讓赫赫有名的儒學大家陸德明教導他；八歲時就被封為太子，史載他「性聰敏，太宗甚愛之。太宗居諒暗，庶政皆令聽斷，頗識大體。自此太宗每行幸，常令居守監國」。李承乾聰明伶俐，深受李世民喜愛，他十幾歲時就經常替太宗監國，而且表現相當不錯。

根據歷史記載，隨著李承乾年紀增長，他逐漸出現了一些問題：「及長，好聲色，慢遊無度，然懼太宗知之，不敢見其跡。每臨朝視事，必言忠孝之道，退朝後，便與群小褻狎。宮臣或欲進諫者，承乾必先揣其情，便危坐斂容，引咎自責。樞機辨給，智足飾非，群臣拜答不暇，故在位者初皆以為明而莫之察也。」

說句實在話，李承乾後來謀反被廢，史書中的記載對他難免有些苛刻。但即使如此，從這些記載中也實在很難發現李承乾有什麼大問題。上朝時正經地工作，只是退朝後有些貪玩，考慮到他尚是個十幾歲的孩子，這實在算不上什麼大毛病。而且，雖然貪玩，但是別人一說，他就認錯改正，雖然改了照樣再犯，但態度還是很端正的，而且社會評論也挺好。總的來說，這算是個相當不錯的孩子了。

李承乾長大後患了足疾，不良於行。但事實證明，這一點絲毫沒有對他的太子之位造成威脅。唐太宗從來沒有因為這一點動過廢除他的念頭。他的二弟李泰有奪長之念，拚命地表現自己。但唐太宗對李泰的賞賜從沒有超過太子，最後甚至決定對太子府用度不設任何限制。

李世民對李承乾自幼栽培，寄予厚望，可謂呵護備至。李承乾後來自暴自棄、胡作非為，李世民想方設法要把他拉回正道。一聽說有人猜測李承乾儲君之位不穩，他立即任命魏徵為太子太師，以絕他人覬覦之心。到最後，李承乾犯下十惡不赦的謀逆大罪，李世民依然想方設法保住他的性命。最後他立李治為太子，一個重要原因就是李治當了皇帝，李承乾就不會有性命之憂了。

那麼問題來了：有嫡長子這麼根正苗紅的出身，有長孫無忌這樣位高權重的舅舅，有李世民這樣對自己無微不至的老爸，李承乾怎麼就失心瘋似的非要謀反呢？即使他擔心李泰會奪自己的太子之位，怎麼就突然糊塗到要造自己老爹的反呢？

回顧歷史，將好孩子李承乾變得自暴自棄、喪心病狂，甚至試圖弒父的，是一個人，這個人的名字叫「稱心」。

史載：「有太常樂人年十餘歲，美姿容，善歌舞，承乾特加寵幸，號曰稱心。太宗知而大怒，收稱心殺之，坐稱心死者又數人。」

李承乾寵愛一個叫稱心的樂人，太宗知道後勃然大怒，不僅把稱心殺了，還殺了與此事相關的好幾個人。

新舊唐書都沒有明確記載這個樂人的性別，但後世一般認為，稱心是個男人。

想來也是，如果稱心是個女人的話，以唐太宗對李承乾的疼愛，犯得上勃然大怒殺那麼多人嗎？太子喜歡個女人，那連犯錯都不算啊。史載稱心死後，李承乾擅自給他加封官職，這也側面證明稱心是男性，要知道那年頭女性是沒啥官職可封的。

說實話，跟歐洲比起來，中國自古以來對同性戀還是比較寬容的，但即便如此，有很漫長的一段時間，同性戀也是被正統思想所排斥的。喜歡男色，和嫖妓一樣，即便不是罪大惡極，至少也會被認為品行不端、德行有虧。

作為一國之君，唐太宗同樣視太子搞同性戀為絕不能接受的惡行。所以殺伐決絕，絲毫不留情面。

問題是，李承乾對稱心動了真情。史載李承乾「痛悼稱心不已，於宮中構室，立其形像，列偶人車馬於前，令宮人朝暮奠祭。承乾數至其處，徘徊流涕。仍於宮中起塚而葬之，並贈官樹碑，以申哀悼」。

說實話，這一點不奇怪，李承乾當時只有二十歲左右，正是容易鑽牛角尖的年齡。經歷過這個年齡的人大概都對這種刻骨銘心的感情有所體會。我在李承乾那個年齡也曾經失戀過一回，那時候真的是傷心欲絕、肝腸寸斷，想死的心都有，把自己搞得憔悴不堪。

一個動了真情的二十歲左右的年輕人，會如何看待殺掉自己摯愛的兇手呢？李世民對李承乾可謂百般呵護，然而當他聽到李承乾搞同性戀的事情，卻採取了極其野蠻粗暴的處理方式，直接殺了稱心，這直接導致父子關係徹底決裂。

李承乾從此自暴自棄，「自此託疾不朝參者輒逾數月。常命戶奴數十百人專習伎樂，學胡人椎髻，翦彩為舞衣，尋橦跳劍，晝夜不絕，鼓角之聲，日聞於外」。

讀歷史書讀到這一段，我對李承乾充滿了同情。他其實是以自我毀滅的方式，報復殺掉自己愛人的父親。後來李世民千方百計想把他引回正道，卻無力回天，李承乾最終帶著對父親的仇恨，走上了謀反的道路，斷送了自己，也斷送了李世民十幾年來花在他身上的心血。

李承乾被廢，皇位最終傳給了老三李治，李治性格懦弱，寵愛武則天，最終武則天臨朝稱帝，以周代唐，並大肆殺戮李唐子弟。若非有狄仁傑努力周旋，李隆基等人冒死一搏，大唐基業差一點就這麼斷送了。

六四五年，廢太子李承乾鬱鬱而終，唐太宗為之罷朝。

李承乾的遭遇，只是千百年來同性戀者悲慘命運的一部分。

其實，同性戀是一種少數但正常的性取向。這種性取向並非當事人自己所能控制，也不具備社會危害性，很多同性戀者可以過得非常幸福。同性性行為也不僅僅存在於人類當中，在一千五百種動物中都觀察到同性性行為，其中五百種有較為詳細的觀察記錄。在美國野牛中，年輕公牛有五五%的性行為是在同性中發生的。

歐洲同性戀者遭受的命運，比中國同性戀者還要悲慘得多。一八六一年前，英國同性戀者要被判處死刑，一八六一年以後，改為十年以上有期徒刑乃至無期徒刑。

李承乾死後，時光過去一千三百多年，一九五四年六月八日，一個年僅四十二歲的天才將蘋果在有劇毒的氰化鉀中浸泡後咬了幾口，結束了自己的生命。

他的名字叫艾倫．圖靈，號稱「電腦科學之父」「人工智慧之父」。他在二戰期間帶領兩百多名密碼專家研製出可破譯德軍密碼的機器，為反法西斯戰爭勝利立下赫赫功勳。

一九五二年，身為同性戀者的圖靈和一個青年一見如故，並一起過夜，被人舉報。

為避免牢獄之災，他被迫接受化學閹割。不堪屈辱的圖靈最終選擇了以死抗爭。那個缺了一角的蘋果，成了後來蘋果公司的商標。

圖靈死的那一年，英國成立了一個委員會，研究關於同性戀的法律問題，該報告一九五七年公布，報告認為，成人之間相互同意、私下進行的同性戀行為不應被視為犯罪。一九六七年，這一觀點反映在英格蘭和威爾斯的法律中。同性戀不再被視為犯罪。但是，同性戀此時仍然被認為是一種精神心理疾病。

由罪到病，貌似是一個進步。然而在同性戀被視為疾病時，同性戀者同樣遭受了非人的折磨。

在一九七一～一九八九年，南非處在種族隔離時期，同性戀行為在軍隊是被禁止的。在奧布里·萊文醫生的帶領下，軍方對軍隊中的同性戀「患者」進行了名為「煩惡計畫」的治療。這些「患者」被祕密送到一家軍隊醫院，採用化學閹割和電擊的方法，試圖「治療」他們的「疾病」。

他們向「患者」展示裸體的男性照片，誘發出「患者」的性幻想，然後予以電擊。如果性幻想持續，電擊的強度便不斷加大。試圖以這種方式「矯正」他們的行為。對於未取得預期效果者，他們強迫「患者」手術變性，由男性變成女性，並偽造新的出生證明。

在這裡我們要說明一點，同性戀和性倒錯是兩回事。性倒錯者是對自己的性別認同有障礙，比如一個生理為男性的人在心理上認為自己是女性。而同性戀者對自己性別的認同沒有問題，他們只是性取向為同性。強迫他們改變性別，必然給他們造成巨大的痛苦。

而最有諷刺意味的是，該專案的負責人奧布里・萊文最後被發現是一名同性戀者。他被控對至少二十一名男性「患者」進行過性侵犯。

就在圖靈死之前四年，一九五〇年，美國總統杜魯門簽署法令，禁止同性戀者在政府部門工作。在同一年，一位名叫伊芙琳・胡克的美國心理學家做了第一個關於同性戀是否是心理疾病的研究，結果證明同性戀不一定有精神缺陷和心理疾病。這份報告拉開了同性戀去病化的大幕。

一九六九年六月二十八日，美國紐約，一個叫石牆酒吧的同性戀聚集地遭到員警突然臨檢，同性戀顧客奮起反抗，與員警對抗數日。「石牆暴動」成為現代同性戀權利運動的開始，同性戀解放陣線開始形成。

一九七四年，美國精神病學會經投票表決把同性戀從性障礙中刪除，結束了同性戀作為一種疾病的歷史。

一九九〇年，國際衛生組織將同性戀從疾病分類中刪除。

二〇〇一年，中華精神協會《中國精神疾病分類方案與診斷標準》進行修訂，不再將同性戀視為疾病。

二〇一五年六月二十六日，美國最高法院九名大法官，以五票贊成、四票反對的結果裁決，同性婚姻在全美各州合法。裁決一出，全美立刻被代表同性戀的彩虹旗淹沒。這一消息也瞬間成為全世界熱議的話題。

這個裁決，在美國也存在巨大的爭議。目前，國內同性戀者爭取婚姻權利的努力，也一直沒有停止。

這個問題，涉及的倫理等話題非常複雜。但作為一個醫生，從醫學角度，我謹慎地支持同性婚姻合法化。

目前，同性戀最被詬病的，是其性生活往往較為混亂，而男同性戀者的性生活方式導致其成為HIV病毒傳播的重要途徑。

但是，在某種程度上，這種局面可能恰恰是這個群體被長期歧視的結果。如果能讓同性婚姻合法化，讓同性戀者有相對固定的性伴侶，也許反而有利於控制疾病的傳播。

當然，具體效果如何，我們可能需要看一下美國同性婚姻合法化之後的相關資料。但有一點已經毋庸置疑：同性戀是一種小眾但正常的性取向，同性戀者不是病人，更不是罪人，而是和我們一樣的普普通通的正常人。

14 明光宗朱常洛死於何病？——「紅丸案」解析

一六二〇年八月十八日，當了四十八年皇帝的萬曆皇帝終於撒手西去，三十八歲的皇太子朱常洛終於熬出了頭。

細數歷史上的儲君，像常洛小朋友這麼艱苦的，就算不是絕無僅有，也是極其少見的。

朱常洛的出生對於他父親萬曆皇帝而言純屬意外，他母親姓王，是皇太后的一個普通宮女。有一次萬曆皇帝去拜見母親的時候，突然獸性大發，將王宮女臨幸了。萬曆皇帝可能根本沒把這當一回事，但沒想到自己一炮命中，王宮女懷孕了。

不僅懷孕了，還平安地生下來了，還是個男孩，還養大了，還是皇長子。

這就讓沒良心的皇帝老爹很鬱悶了。

萬曆皇帝不喜歡皇后，皇后常年被冷落，自然也就沒有嫡子。他寵愛的是鄭貴妃，鄭貴妃的肚子也爭氣，給皇帝生下了兒子。可惜她兒子比朱常洛晚了一步，不是皇長子。

有嫡立嫡，無嫡立長。依照祖宗制度，應該立朱常洛為皇太子。但是萬曆皇帝不願意。

說實話，我對他的心情並非不能理解。

很多人把萬曆皇帝寵愛鄭貴妃簡單地歸結為沉迷女色，其實不然。我們應該相信這個世上是有愛情這東西存在的。萬曆皇帝對鄭貴妃恩寵了幾十年，死前還不忘留下遺命，讓皇太子完成自己因為大臣阻撓而未完成的心願——冊封鄭貴妃做皇后，而這時候鄭貴妃已經足足五十五歲了。一個男人能夠對一個女人好一輩子，不論她年輕還是衰老，這難道不是所謂的愛情嗎？

一邊是和自己的真心愛人的愛情結晶，一邊是一次隨便放縱的意外結果（類似網上約炮），你說他心裡喜歡哪一個？

為了愛情，萬曆皇帝想方設法地要廢長立幼。可憐的朱常洛自出生就被親爹忽視、虐待，直到十幾歲才在大臣的一再爭取下得以讀書，差點成了文盲。朱常洛出閣讀書時，正值寒冬，太監不給他生火取暖，他凍得渾身發抖，講官郭正域怒斥太監，太監們才給他生火。

明朝天下不是皇帝一個人說了算，在立儲君這個問題上，文官集團和皇帝展開了曠日持久的鬥爭，這就是明史上有名的「爭國本」事件。這場萬曆年間最激烈複雜的政治事件，共逼退內閣首輔四人，部級官員十餘人，涉及中央及地方官員達三百多位，其中一百多人被罷官、解職、發配充軍。

直到朱常洛十九歲那年，面對前仆後繼不怕死的文官，萬曆皇帝終於認輸了，將他立為太子。朱常洛在太子位置上擔驚受怕、膽戰心驚地熬到三十八歲，才終於當上皇帝，年號定為泰昌，史稱泰昌帝或明光宗。

熬出了頭的朱常洛是很想有一番作為的，他犒勞邊關將士，罷免礦稅、榷稅（專賣稅），撤回礦稅使，增補閣臣，運轉中樞，「朝野感動」。

然而悲慘的是，他當上皇帝僅僅一個月，就死了。他的死，更留下了明朝三大疑案中最撲朔迷離的「紅丸案」，更成為此後數十年明朝黨爭的題材。

明光宗登基一月即身亡，難免令人遐想。無論正史還是民間，都流傳著兩種說法：一種說法是朱常洛是縱慾過度而死的，另一種說法是朱常洛是被鄭貴妃害死的。那麼真相到底如何呢？我們先來看看明光宗朱常洛從發病到死亡的有關記載。

萬曆四十八年七月二十一日，明神宗萬曆皇帝駕崩。

十天後，也就是八月初一，泰昌帝朱常洛登基，在登基大典上，他「玉履安和」「沖粹無病容」，也就是說，他在這個時候還是健康的。

朱常洛患病應該是八月初十左右，《罪惟錄》記載：「及登極，貴妃進美女侍帝。未十日，帝患病。」但具體的病情，並未詳細記載。

八月十二日：「起居過勞飯憊，時日御門，力疾強出，聖容頓減。」這時候已經病得比較重了，但尚能活動。

朱常洛生病後，曾召御醫陳璽診治，根據記載，御醫認為皇上精損過重，所以用了一些固精之類的藥物。但無論用的藥物是什麼，很明顯療效不彰。於是朱常洛出了一個大昏招，他去找太監內侍崔文升給他看病。崔文升認為皇帝「日餌房中藥，發強陽而燥」，導致「體內蘊積熱毒」，有必要用「去熱通利」之藥。於是給朱常洛開了瀉藥，也不知是無照行醫的崔文升糊塗還是皇帝擅自加大藥量，皇帝服藥後大瀉不止，一夜之間如廁三四十次。

這次亂用藥嚴重損害了朱常洛的健康，到八月十六日，光宗傳旨：「朕以頭目眩暈，四肢軟弱，不能動履，待宣御醫。」病情已經嚴重到需要臥床休息的地步了。

御醫也沒什麼高招，皇帝的病情進一步惡化，到八月十七日，他再召太醫官及閣部諸臣，說：「朕日食無一盂粥，申旦不寐，奈何？」已經吃不下飯睡不好覺，眼看病危了。

到八月二十二日，皇上又召御醫診脈，這時病情為「御膳減少，兼有痰喘，必須一意調養」。

到八月二十九日，皇帝已經預感到時日無多，召見首輔方從哲等，交代後事，並談到了自己陵墓的事。

然後，明史上赫赫有名的紅丸案登場了。

鴻臚寺丞李可灼獻仙方稱能治皇帝的病，被方從哲等斥退。不想這事被皇帝知道了，已經知道自己病危且對太醫完全失去信心的泰昌皇帝，像溺水之人見到救命稻草一樣，不顧大臣勸阻，堅決要服藥。

到八月三十日中午，李可灼進一粒紅丸，泰昌皇帝服用後，自覺症狀明顯改善。「暖潤舒暢，思進飲膳。」（《明史・韓爌傳》）日晡（申時，下午三～五時），李可灼又進一丸。

次日（九月初一）卯時，泰昌帝駕崩。這天，他繼承皇位整一個月。

朱常洛死後，兩位非法行醫的官員都受到了猛烈抨擊：

楊漣罵崔文升：「賊臣崔文升不知醫……妄為嘗試；如其知醫，則醫家有餘者泄之，不足者補之。皇上哀毀之餘，一日萬機，於法正宜清補，文升反投相伐之劑。」

御史王安舜則指責李可灼：「先帝之脈雄壯浮大，此三焦火動，面唇紫赤，滿面升火，食粥煩躁。此滿腹火結，宜清不宜助明矣。紅鉛乃婦人經水，陰中之陽，純火之精也，而以投於虛火燥熱之疹，幾何不速亡逝乎！」

天啟二年（一六二二年），朝廷將崔文升發遣南京，將李可灼遣戍邊疆。

以上就是朱常洛從患病到去世的全部過程，雖然極其粗糙，但終究有脈絡可循。下面我們分析一下幾百年來大家一直糾結不已的幾個問題。

第一個問題：明光宗朱常洛是縱慾而死嗎？

這個說法非常普遍，見於很多歷史記載。

明末查繼佐的《罪惟錄》記載：「及登極，貴妃進美女侍帝。未十日，帝患病。」雖然沒有明說是美女導致皇帝患病，但言下之意是明明白白的。

明朝文秉《先撥志始》中記載：「光廟御體羸弱，雖正位東宮，未嘗得志。登極後，日親萬機，精神勞瘁。鄭貴妃欲邀歡心，復飾美女以時。一日退朝內宴，以女樂承應。是夜，一生二旦，俱御幸焉。病體由是大劇。」

清朝李遜之《泰昌朝記事》也有類似的說法：「上體素弱，雖正位東宮，供奉淡薄。登極後，日親萬機，精神勞瘁。鄭貴妃復飾美女以進。一日退朝，升座內宴，以女樂承應。是夜，連幸數人，聖容頓減。」

此外，還有記載稱，在泰昌皇帝已經因病臥床後，鄭貴妃依然向他進獻美人，他拖著病體縱慾尋歡，最終一病不起。

甚至有記載，連太醫和給皇帝開瀉藥的崔文升，都認為皇帝生病屬於房事過度所致。

對於這種說法，我只有兩個字的評價：扯淡！

朱常洛不是一個沒見過女人的人，無論他爹多麼不喜歡他，他好歹也當了十九年的皇太子。一個皇太子身邊怎麼可能缺女人？朱常洛二十一歲大婚，在登基前已經有七個兒子和九個女兒。他不僅有女人，還有自己寵愛的女人，比如後來移宮案的主角李選侍。他不可能有性壓抑和性飢渴，絕不至於見到美女就不要命。

其次，萬曆皇帝死於農曆七月二十一日，而朱常洛得病不晚於八月十日，間隔不超過二十天。明朝最注重倫理和孝道，在先皇屍骨未寒的情況下，朱常洛得喪心病狂到什麼程度才會在父喪不滿月的情況下「日餌房中藥」夜夜宣淫？朱常洛是一個宮女的兒子，他的親爹都不願意他當太子。這太子之位得來相當不易，守住更不容易。他被人虎視眈眈了幾十年，卻從未被挑出什麼差錯，可見其恪守本分、謹小慎微到了何等程度。這樣性格的人，你覺得他連這麼短時間都熬不住？就算他熬不住，那些如狼似虎的明朝言官，又豈是吃素的？

最後，縱慾傷元氣導致重病死亡這一說法，根本沒有任何的科學依據。某些人，比如嚴重的冠心病患者，性交確實有一定危險。但對於健康的人而言，性交不會對身體有什麼不良影響，性交次數多也不會導致得病。甚至根本不存在性交「過度」與否的問題，道理很簡單：一個人疲勞了自然不會去做愛，能做愛就說明精力與體力都沒有問題。

中國傳統醫學對於「縱慾」危害的誇大其詞，某種程度上是醫生們推卸責任的一種辦法。找不到病因，就說你是縱慾所致。反正縱慾這東西也沒個標準。不管你是一天三次還是三天一次，醫生說你縱慾你就是縱慾。這和中世紀時歐洲醫生對自慰的態度一模一樣。那時候歐洲醫生有個萬能的病因解釋：自慰。還有一個萬能的治療方案：放血。

至於說朱常洛身患重病依然繼續縱慾宣淫導致不治，那更是近乎誹謗了。明末清初的史學家談遷在《國榷》中說，八月十六日鄭貴妃又送給他幾個美女，他又拖著病體一一臨幸——這簡直扯淡到極致。十六日朱常洛已經「頭目眩暈，四肢軟弱，不能動履」，連床都下不了了，這種身體狀況還能有性慾一晚上做愛數次，可能嗎？

第二個問題：朱常洛是被鄭貴妃謀殺的嗎？

持此論者不在少數。御史鄭宗周、南京太常寺少卿曹珍等指此一事件與多年前的梃擊案出於同一「奸謀」，即有人必置泰昌帝於死地；刑部主事王之采更直指光宗之死與鄭氏、光宗寵妃李氏等陰謀奪權有關。但這些陰謀論的解釋，基本都沒什麼真憑實據，最後也就不了了之了。

不錯，鄭貴妃確實給朱常洛送了幾個美女，但如果說送美女是為了謀殺，這腦洞開得恐怕有點大。朱常洛當了皇帝，以前幫自己兒子和他搶太子之位的鄭貴妃，為了不被報復而刻意討好他是再正常不過的事情。而且之前我們也說過了，所謂縱慾而亡，那只是古人胡說八道罷了。

給泰昌帝服瀉藥的內侍崔文升，最初曾在鄭貴妃手下任職，後來才由鄭貴妃轉薦給泰昌帝。但是，如果僅僅因此就斷定朱常洛是被鄭貴妃所害，那也太想當然了。要知道，是朱常洛主動找崔文升給自己看病開方子的，如果說鄭貴妃能提前把這都預測到，未免太不可思議。

最關鍵的是，鄭貴妃完全不可能有謀害朱常洛的動機！

無論以前鄭貴妃有什麼想法，在朱常洛登基以後都沒有意義了。因為朱常洛不僅有兒子，而且長子朱由校已經整整十六歲。即使朱常洛死了，皇位也不可能落到她兒子身上。

說到這裡，我們說點題外話。歷史上的鄭貴妃，一直被認為是惡毒女人，原因是萬曆皇帝喜歡她和她兒子，不想將皇位傳給皇長子朱常洛，使得朱常洛小朋友的人生頗為悲慘。

但是，如果仔細研究明史，鄭貴妃並沒有做過什麼實質的壞事。即使為孩子爭太子之位，也都是在規則內出牌，沒有不擇手段。

很多人把明史三大案中的梃擊案安到鄭貴妃頭上，說她謀害太子。但是仔細看看案情經過，就會發現這種指控很難站得住腳。

梃擊案發生在萬曆四十三年（一六一五年），有個叫張差的人，手持木棒闖入太子的居所慈慶宮，並打傷了守門太監。張差受審時，供出自己是鄭貴妃手下太監龐保、劉成引進的。時人懷疑鄭貴妃想謀殺太子，但神宗不想追究此事，結果以瘋癲之罪公開處死了張差，又在宮中密殺了龐保、劉成兩位太監，以了此案。

這件事情，怎麼看都讓人覺得很不對勁。邪乎到家，必定有鬼。謀殺太子是何等大事，又是何等的罪名？鄭貴妃想謀害太子，於是讓身邊的太監隨便雇了個腦子秀逗的莽漢，拿根棍子跑到慈寧宮從門口想一路打進去，直到把太子打死？

拜託啊，你是在謀害太子，能嚴肅認真點嗎？

梃擊案後，鄭貴妃的勢力遭受沉重打擊，作為本案的最大嫌疑人，她急得對皇帝發誓：「如果這事是我做的，奴家赤族！」而萬曆皇帝也罕見地極其嚴厲地對她說：「太子乃是國本，稀罕汝家！」

梃擊案的結果是太子一方大獲全勝，鄭貴妃面對朝野洶洶輿論，不得不求助太子幫忙平息事態。而久不上朝的萬曆皇帝，也帶著太子和三個孫子親自和群臣見面，宣布自己對太子很關心、很喜愛，絕無廢太子之念，讓大家不要造謠生事離間他們父子感情。

太子的地位徹底穩固，而鄭貴妃的孩子福王則徹底出局。

如果太子有被殺的可能，那麼最大的嫌疑人無疑是鄭貴妃。但是，你覺得用這種「謀殺」手段，太子被害的可能性有多大？

如果按照誰受益誰嫌疑最大的原則仔細推敲一下的話，嫌疑最大的不是鄭貴妃，而是朱常洛自己。

朱常洛貌似在儲位爭端中受盡委屈，一直以無辜小白兔的形象示人。但仔細看一看爭國本的歷史就會發現，不受父皇待見的他竟然自始至終牢牢占據上風，而且在太子位到手後，沒有給一直看自己不順眼的皇帝和競爭對手任何翻盤機會。就憑這種心思和手段，他又怎麼可能真的是柔弱無害的小白兔。

梃擊一案，很可能就是朱常洛和支持他、並在他身上下了重注的東林黨合謀導演的。

還有一件頗能反映朱常洛手腕的事情，就是鄭貴妃的封號問題。萬曆皇帝臨死遺命，要封鄭貴妃為皇后。朱常洛一口答應，然後交給禮部商量，然後禮部提出一大堆反對意見，再然後朱常洛就再也不提這件事了。

朱常洛是皇子和皇太子的時候鄭貴妃沒殺他，等他當了皇帝而自己的孩子已經徹底出局後反而要弒君？而且能把每一步都算計得如此分毫不差、妙到毫巔？而朱常洛竟然毫不防範、直接中招？

不！可！能！

第三個問題：朱常洛是死於崔文升的藥或李可灼的紅丸嗎？

不是！

應該說，非法行醫的崔文升，這服藥用得確實很嚇人，和太醫們的風格截然相反。太醫這個行業，貌似尊貴，實則非常危險。所有的醫生都難免遇到醫療糾紛，太醫也不例外。與普通醫生不同的是，太醫們碰到的醫療糾紛對象是皇帝，這可不是被打一頓甚至捅一刀那麼簡單，弄不好就要抄家滅門。

在這種環境下，太醫們治病的傳統是絕不使用藥性猛烈的虎狼之藥，而只用藥性溫和、絕不會吃死人的藥物。哪怕最後效果不彰，你頂多說我水準不夠沒能妙手回春，卻不能說人是我的藥害死的。

這種風氣至今依然如此，據說，某位中央大官生病，一群醫學專家集體會診，結果外科醫生都主張內科治療，而內科醫生都建議外科手術。

崔文升給皇帝吃的，是以大黃為主的瀉藥。大黃中具有致瀉作用的主要成分是蒽醌甙及雙蒽酮甙。大黃經口服後，有效成分在消化道內被細菌代謝為具有生物活性的代謝產物而發揮瀉下作用。

朱常洛服用了他的方子後，如堤壩決口，一夜拉稀三四十次，這會導致體內水分和電解質大量流失，造成脫水乃至休克。難怪他服藥後「頭暈目眩，四肢軟弱」。如果放到現在，趕緊打靜脈點滴補充水分和電解質，脫水症狀應該很快會緩解。

崔文升為什麼會用這麼大的劑量？除了他無照行醫水準低下外，還有一種可能性，就是朱常洛擅自加大了劑量。

朱常洛自始至終對太醫極不信任，屬於那種對醫囑服從性很差的患者，這種患者很常見的一個毛病就是擅自加大服藥劑量和頻率。從朱常洛在整個治療過程中的任性程度來看，這種事情他絕對幹得出來。

崔文升的瀉藥肯定嚴重損害了朱常洛的健康，但是，如果說朱常洛是崔文升的瀉藥害死的，卻不公正。我相信朱常洛折騰這一次之後，應該是沒有勇氣繼續吃崔文升的藥了，史書也記載他此後繼續求助於太醫。大黃的效果不可能一直持續下去，朱常洛八月十四日服用瀉藥，九月一日死亡，中間相隔整整十七天，他應該不是被瀉藥害死的。

再說說紅丸，這個紅丸是什麼成分呢？御史王安舜事後曾說：「紅鉛乃婦人經水，陰中之陽，純火之精也，而以投於虛火燥熱之疹，幾何不速亡逝乎！」根據他的說法，紅丸的主要成分之一是婦人經水。根據這一資訊，紅丸應該就是所謂的「紅鉛金丸」。紅丸的製法為：須取童女首次月經（又名先天紅鉛）盛在金銀器內，加上夜半第一滴露水、烏梅等藥，連煮七次濃縮，再加上乳香、沒藥、辰砂、南蠻松脂等攪拌均勻，用火提煉，最後才形成固體，製成丸藥。

我個人揣測，朱常洛服用的紅丸內，可能還有鴉片等成分，所以他吃了以後會覺得「暖潤舒暢」。

紅丸裡面的辰砂等藥物確實有一定毒性，但不會快速致命。所以服用紅丸也應該不是朱常洛的直接死因。

那麼，最後一個問題來了：朱常洛到底因何而死呢？

除了吃不下飯睡不好覺起不了床之外，歷史書中對其症狀體徵的直接記載極少，但不是沒有。

八月二十二日，御醫說他「御膳減少，兼有痰喘」。也就是朱常洛有咳嗽、咳痰、憋喘的症狀。

御史王安舜後來說道：「先帝之脈雄壯浮大，此三焦火動，面唇紫赤，滿面升火，食粥煩躁。」這是什麼？這是典型的高燒表現。

高熱、咳嗽、咳痰、憋喘。這是什麼病呢？

最可能的答案，是細菌性肺炎。

細菌性肺炎是最常見的肺炎，也是最常見的感染性疾病之一。起病急驟，常有受涼、淋雨、勞累、病毒感染等誘因，約三分之一患者患病前有上呼吸道感染。

典型病例以突然寒戰起病，繼之高熱，體溫可達三九℃～四〇℃，呈稽留熱型，常伴有頭痛、全身肌肉痠痛，食量減少，並伴有咳嗽與咳痰、胸痛、呼吸困難等表現。少數有噁心、嘔吐、腹脹或腹瀉等胃腸道症狀。嚴重感染者可出現神志模糊、煩躁、嗜睡、昏迷等。患者多呈急性面容，雙頰緋紅，皮膚乾燥，口角和鼻周可出現單純性皰疹。

朱常洛在父親去世後，「哀毀之餘，一日萬機」，操勞是免不了的。他很可能是在過度操勞的情況下，得了上呼吸道感染。因為政務繁忙難以休息，再加上亂服瀉藥嚴重損害健康，導致病情惡化，最終發展成嚴重的肺炎，出現高熱、咳痰、氣促等症，最終死於嚴重感染。

在沒有抗生素的年代，細菌性肺炎的死亡率是非常高的。即使帝王之尊，也不例外。

也許，是因為我們被現代醫學保護得太好了，以至於無法想像，堂堂泰昌皇帝，明光宗朱常洛，竟然是死於一種聽起來如此簡單的疾病。

15 不建煙囪惹的禍——天啟皇帝為何絕後？

一六二七年，明朝第十五個皇帝，明熹宗朱由校駕崩，年僅二十二歲。熹宗國號天啟，也稱天啟皇帝。天啟皇帝在位七年，生有三子三女，可惜全部夭折，無一長大成人。沒有繼承人的天啟皇帝被迫將風雨飄搖的帝國交給了自己的弟弟信王朱由檢，也就是後來的崇禎皇帝。天啟皇帝去世十七年後，北京城被李自成攻破，崇禎皇帝於煤山自縊，大明王朝也走到了盡頭。

天啟皇帝貴為一國之尊，只活了二十二歲，六個子女全部夭折，令人嘆息不已。但他的悲劇並非個例，考察一下明朝皇帝的壽命和子嗣情況，我們就會發現，短命加子女早夭，幾乎是明朝皇帝的普遍現象。

截至北京陷落，明朝共計十六個皇帝，其中活過五十歲的只有四個：太祖朱元璋活了七十歲，成祖朱棣活了六十四歲，嘉靖皇帝活到五十九歲，萬曆皇帝活到五十七歲。其他皇帝大都在四十歲左右去世。

需要說明的是明朝雖然言官經常鬧事，但皇權一直沒有旁落。明朝皇帝除了建文帝不知所蹤和崇禎皇帝自殺外，其他皇帝均非橫死。雖然那時候醫療條件有限，人均壽命普遍不高，但衣食無憂的皇帝壽命如此之低，還是很令人意外。

除了壽命，大部分皇帝在子嗣方面也不盡如人意。景泰、天順、弘治、嘉靖都是一子單傳，正德、天啟乾脆絕嗣；後代較多的只有洪熙、宣德、成化、萬曆四人而已。

我們看看天啟皇帝的子女情況：

天啟皇帝並非不能生，事實上他生育能力還不差，有三子三女：

長子朱慈燃，生母張皇后，天啟三年（一六二三年）十月生，生下就是死胎，後追封為懷沖太子。

次子朱慈焴，母皇貴妃范氏，早夭，出生時間不詳，後追封悼懷太子。

三子朱慈炅，母皇貴妃任氏，天啟六年（一六二六年）六月，因為北京城發生爆炸受到驚嚇，不到一歲夭亡，後追封獻懷太子。

長女朱淑娥，母皇貴妃范氏，天啟三年（一六二三年）十二月十五日早夭，年僅兩歲，後追封永寧公主。

次女朱淑嫫，母成妃李氏，天啟四年（一六二四年）十二月二十日早夭，年僅一歲，後追封懷寧公主。

三女，早夭，具體情況不詳。

在明代，嬰兒夭亡並非罕見，但是，堂堂帝王之家，六個孩子死亡率百分之百，這還是非常不正常。為什麼會出現這種奇怪的情況?年代久遠加深宮阻隔，幾百年前的皇家內情，我們只能從歷史記載中尋找蛛絲馬跡。

記載天啟年間皇宮內情最詳細最可靠的一本書，叫做《酌中志》。

《酌中志》的作者，是明朝皇宮的一個太監，叫劉若愚。劉若愚出身不差，其家世襲延慶衛指揮僉事，父親應祺官至遼陽協鎮副總兵，他也應該受過比較好的教育。萬曆二十九年，劉若愚進宮做太監。知識在哪兒都是力量，劉若愚屬於太監中的知識分子，在宮內混得不錯。天啟初年，劉若愚被派內直房經管文書。

天啟皇帝去世後，崇禎皇帝清除魏忠賢勢力，劉若愚也被誣告入獄。他在獄中寫下這本《酌中志》，詳細記述了自己在宮中數十年的見聞，並為自己鳴冤，後來終於得到釋放。

劉若愚在宮內待了幾十年，經過了整個天啟朝，加之他懂文化在宮內地位比較高，其對皇宮內各種事情的記載是非常可信的。

劉若愚在書中介紹了皇宮內各職能部門，在講積薪司的時候，他寫道：「凡遇冬寒，宮中各銅缸木桶，該內官添水湊安鐵篘其中，每日添炭，以防冰凍、備火災，候春融則止。皆惜薪司事也。凡宮中所用紅籮炭者，皆易州一帶山中硬木燒成，運至紅籮廠，按尺寸鋸截，編小圓荊筐，用紅土刷筐而盛之，故名曰『紅籮炭』也。每根長尺許，圓經二三寸不等，氣暖而耐久，灰白而不爆。如經伏雨久淋，性未過盡，而火氣太熾，多能損人，倏令眩暈，昏迷發嘔，大人尚可，皇子女嬰幼何堪？又宮中咸木作地平牆壁，多缺土氣，凡乳母畏寒，皇子女或中此毒，屢致薨夭，良可痛也。」

注意這個怵目驚心的「屢」字。

如果劉若愚的記載屬實，那應該是有多名皇子女死於冬天用木炭取暖導致的一氧化碳中毒。

劉若愚萬曆二十九年進宮，崇禎二年離開皇宮。我查了查這些年間皇帝的生育記錄，從他進宮後，宮內共出生了八名皇子女，除了天啟皇帝的六個孩子，還包括：

萬曆皇帝第八子朱常溥，母李順妃，萬曆三十三年十二月早夭，年不滿兩歲，後追封為永思王；

萬曆皇帝第十女朱軒媺，萬曆三十四年五月早夭，年不足一週歲，後追封為天臺公主。

包括生下來就是死胎的懷沖太子在內，這八個孩子全部夭折，其中兩人死亡時間無明確記載，剩餘六人中有四人死於冬天。這四人中，生下時已經死亡的懷沖太子是在農曆十月，另外三個孩子死於農曆十二月，也就是冬天最冷的時候。

古代孩子死亡，主要是因為各種傳染病，但是冬天並不是傳染病的高發季節。這麼多孩子都集中在冬天死亡，側面證明劉若愚的記載是可靠的。一氧化碳中毒不僅可以導致嬰兒死亡，還可以導致孕婦及胎兒死亡。

事實上，皇族一氧化碳中毒絕非僅見於明朝，清朝末代皇帝溥儀，也差點被一氧化碳中毒奪去性命。

溥儀在宣統十二年十一月的日記中記載：「二十九日，晴。夜一時許，即被呼醒，覺甚不適。及下地，方知已受煤毒。二人扶余以行，至前室已暈去。臥於榻上，少頃即醒，又越數時乃愈。而在余寢室之二太監，亦暈倒，今日方知煤之當緊（警）戒也。八時，仍舊上課讀書，並讀英文。三時下學，餐畢，至六時餘寢。」

一氧化碳為無色、無味的氣體，碳或含碳物質在氧不充分時燃燒產生。一氧化碳進入體內後會與血紅蛋白緊密結合，與一氧化碳結合後的血紅蛋白失去了與氧結合的能力，無法為組織輸送氧氣，引起組織缺氧。此外，一氧化碳還可以直接與細胞粒線體內的細胞色素a3結合，抑制組織細胞內呼吸。

一氧化碳中毒的主要表現是大腦缺氧。輕度腦缺氧可表現為頭暈、眼花、頭痛、全身疲乏無力、噁心嘔吐、胸悶、心悸等。重度腦缺氧病人表現為昏迷，伴隨肌張力增高和肌肉強直。由於一氧化碳無色無味，人體吸入後，往往毫無知覺，甚至出現嚴重的症狀後仍不知何故，從而繼續處在高濃度的一氧化碳環境中，直至死亡。

中國北方沒有中央供暖的地區，冬天多封閉門窗，在室內使用燃煤或木炭取暖，多有一氧化碳中毒者。要避免一氧化碳中毒，就要避免室內一氧化碳蓄積，而避免蓄積的辦法，除了通風，就是使用煙囪。

煙囪在中國古已有之，成語「曲突徙薪」中的「突」其實就是煙囪。窗戶的「窗」，最早也是指開在屋頂用於排煙的天窗。

古人發明煙囪，並不是為了排一氧化碳，而是為了排煙。無論燒柴還是燒煤，都會產生大量的煙塵，會熏壞屋子。但是，歪打正著，取暖的爐灶接上和外界相通的煙囪後，會約束燃燒產生的一氧化碳順著煙囪排出室外，大大降低一氧化碳中毒的危險。

但是，偏偏紫禁城內是沒有煙囪的。

為啥沒有呢？因為皇帝太有錢了，取暖不需要排煙。

紫禁城冬天的取暖措施，主要有三個。

第一，靠建築自身。

紫禁城裡用一道道高大的圍牆分割出多個院落，高大的圍牆可以抵禦寒風。建築大都坐北朝南，可以充分利用光照取暖。建築的牆壁和屋頂都非常厚，保暖效果好。冬天把門窗一封好，外面的寒氣就不容易進來。當然，裡面的一氧化碳也不容易出去。

第二，靠地暖。

去過故宮的人，大概都知道養心殿的東暖閣。為什麼叫暖閣呢？因為這些建築的下面修築有地下火道。冬天在室外的地炕口內燒火，通過火道將熱力傳到室內地面，不僅熱力均勻，而且室內沒有煙塵汙染，功效和今天的地暖系統類似。

但是，暖閣的施工和維護都比較麻煩，而且燃料耗費巨大，只有極少數帝后所在宮殿的局部能享受這種待遇，皇帝冬天通常就在暖閣過冬。

第三，就是靠燒炭了。

燒炭的工具，有大有小，大的有熏籠，熏籠可達一米多高數百斤重。小的有炭爐，又分放在手中的手爐和腳邊的腳爐。此外，還有各種火盆。

這些燒炭工具，都沒有排煙裝置。

為什麼呢？因為皇帝有錢，用的是無煙燃料。如《酌中志》所說，宮中用的取暖燃料，叫做紅籮炭，是用易州一帶山中硬木燒成的，燒好後運至紅籮廠，按尺寸鋸截，編小圓荊筐，用紅土刷筐而盛之，故名曰「紅籮炭」。

木炭是木材或木質原料經過不完全燃燒，或者在隔絕空氣的條件下熱解，所殘留的深褐色或黑色多孔固體燃料。紅籮炭由硬木燒成，「氣暖而耐久，灰白而不爆」，屬於木炭中的「白炭」，是高級貨，燃燒時不會冒煙。

既然不冒煙，按照古人的常識，也就不需要煙囪了。

想像一下冬天的紫禁城室內環境：有高牆擋住，風吹不進來；牆壁、屋頂都很厚，不會透風；冬天再把門窗一封，裡面就是一個非常封閉的空間。在這種封閉空間裡面燒木炭，一旦木炭燃燒不完全，很容易產生大量一氧化碳。由於沒有煙囪，一氧化碳無法經由管道排放到室外，在室內大量蓄積，很容易造成嚴重後果：「倏令眩暈，昏迷發嘔，大人尚可，皇子女嬰幼何堪？」

而且，成人畢竟不會總待在屋內，那些照看皇子女的乳母，如果覺得憋悶了，可以到室外透透氣。而那些襁褓中的龍子龍孫，恐怕是沒人敢在大冷天把他們抱到室外透風的，只能長時間處在一氧化碳的毒害之中，直至夭亡。

最後一個問題是：既然已經知道屢致薨夭，為什麼不採取措施避免這種情況呢？

這其實也不奇怪，很多公司都有這種現象，下面出了什麼醜聞或岔子，全公司或全部門都知道了，只有老闆一個人不知道。下面人一怕承擔責任，二怕老闆發火，三怕得罪同僚，都心照不宣地保持沉默。

據說，光緒皇帝吃的雞蛋，內務府給報帳一個幾十兩銀子。而他身邊最寵信的大臣，包括他老師翁同龢，都不敢告訴他這東西就值幾個銅板——因為怕得罪內務府。

一個王朝到了這種程度，何止保不住子嗣，最後把江山弄丟了，不也是合情合理的嗎？

16 安祿山的體重與大唐王朝的命運

安史之亂在中國歷史上有著非同一般的地位，不僅改變了大唐王朝的命運，甚至也改變了整個中國的歷史走向。

安史之亂在當時如日中天的大唐王朝身上狠狠割了一道不斷流血的巨大傷口。整整八年時間，中國北方兵連禍結、生靈塗炭，對生產力造成巨大的破壞。唐王朝為平定叛軍大量徵調了邊防軍隊，導致吐蕃和回紇等國趁機坐大，不斷騷擾和侵犯邊境。安史之亂六個月後，吐蕃攻陷長安，代宗皇帝狼狽出逃陝州。唐王朝丟失了安西、北庭兩大重鎮，以及隴右這個產馬地，大大喪失了對中亞的影響力。出於外患壓力，唐王朝急於盡快平息內亂，未能斬草除根，田承嗣、李寶臣、李懷仙等參與安史之亂的叛將得以割據一方，魏博、成德、幽州從此脫離中央政府的掌控，終成養虎遺患。

安史之亂後形成的軍閥割據混戰的態勢，持續了兩百多年。五代十國，禍亂繼起，兵革不息，民墜塗炭。直到北宋時期，中國才再次初步統一。

造成這一切的罪魁禍首，便是大名鼎鼎的安祿山。拋開史書上的種種標籤，安祿山其實算是一個魯蛇靠自身努力成功逆襲的典範。

安祿山本姓康，他母親是個突厥巫婆。安祿山的父親死得早，母親改嫁給突厥將軍安延偃。後來，他繼父的部族敗落離散，他和幾個哥們逃離突厥自謀生路，給自己改姓為安。他非常聰明，通曉九種語言，曾經做過中間商（市牙郎），後來投奔軍隊，因為驍勇善戰得以一路高升，並深得玄宗皇帝的寵信。至叛亂前，安祿山手中已經握有大唐王朝四〇％的軍隊，而且均是精兵良將。

從安祿山的成長歷程中可以看出，他完全可以稱得上智勇雙全。就在他造反前一年，他還結結實實地把玄宗皇帝和當時的宰相楊國忠狠狠當猴耍了一回。楊國忠與安祿山關係很差，堅稱安祿山會謀反，慫恿玄宗皇帝召見安祿山，並認定安祿山不敢奉詔到長安來。不想安祿山二話不說就痛痛快快地來到長安，在玄宗皇帝面前哭訴：「臣蕃人，不識字，陛下擢臣不次，被楊國忠欲得殺臣。」不僅把楊國忠噁心了一把，也徹底打消了玄宗皇帝的疑慮，玄宗皇帝還為他加封了不少官職。後來安祿山造反的消息傳來，玄宗皇帝一開始竟然根本不相信。

七五五年十二月十六日，安祿山以奉密詔討伐楊國忠的名義起兵造反。當時天下承平日久，人不知戰，叛軍一路摧枯拉朽，高歌猛進，三十五天後占領洛陽。然後利用玄宗失誤，攻破潼關，占領長安。玄宗皇帝倉皇出逃，逃跑途中士兵譁變，殺死了楊國忠和楊貴妃。

但是，與之前的智勇雙全、謀略過人相比，造反的安祿山，卻有些令人看不懂了。

安祿山其實不是沒有機會拿下大唐王朝的，楊國忠把持朝政多年，搞得天怒人怨，他造反的理由也是奉密詔討伐楊國忠。如果他能在朝廷組織起有效的抵抗之前，以迅雷不及掩耳之勢占領長安，控制皇帝和皇太子，殺掉楊國忠，然後挾天子以令天下，收買人心，培植勢力，徐圖自立，是很有希望成功的。

但安祿山在造反第二年（七五六年），長安尚未攻下之時，就迫不及待地在洛陽稱帝，國號大燕，改天寶十五年為聖武元年。這一稱帝，奉詔討伐楊國忠的謊言不攻自破。安祿山徹底失去了偽裝，成為天下公敵，這對他的造反大業其實是非常不利的。

叛軍在攻破潼關後，整整十天沒有出發進攻長安，導致玄宗皇帝得以逃脫。而當叛軍占據長安後，「日夜縱酒，專以聲色寶賄為事」，竟然沒有立即追擊逃亡的皇帝和皇太子，結果玄宗皇帝順利到達四川避難，太子也得以跑到靈武稱帝正軍，開始組織力量平叛。

放著追皇帝、皇太子這麼重要的事情不幹，安祿山卻特意下令搜求玄宗的歌舞伎、舞馬、犀牛，專程派人把搜掠到的唐玄宗御用梨園子弟及宮嬪、樂工、騎士以兵仗護送到洛陽，供自己享用，完全一副及時行樂的樣子。這種表現，實在令人大跌眼鏡。

安祿山在造反前，是很會收買人心的，根據《新唐書》記載：「祿山謀逆十餘年，凡降蕃夷皆接以恩；有不服者，假兵脅制之；所得士，釋縛給湯沐、衣服，或重譯以達，故蕃夷情偽悉得之。祿山通夷語，躬自尉撫，皆釋俘囚為戰士，故其下樂輸死，所戰無前。」在叛亂後，他卻性情大變，變得暴躁不堪。在占領陳留後，因為兒子安慶宗被殺，他屠殺了投降的河南節度使張介然及上萬降卒，「流血如川」。占領長安後，更是對未逃走的皇族和百官大開殺戒，並在長安大肆搜殺搶掠，搞得「民間騷然」。

這時候的安祿山，已經看不出一絲的深謀遠慮，他性情暴躁，貪圖享樂，完全就是一副得過且過的樣子，與造反前的表現判若兩人。

安祿山的造反生涯很短暫，他第一年造反，第二年稱帝，第三年，就被他兒子殺了。

安祿山被殺，完全是咎由自取。

據《舊唐書》記載：「祿山以體肥，長帶瘡。及造逆後而眼漸昏，至是不見物。又著疽疾。俄及至德二年正月朔受朝，瘡甚而中罷。以疾加躁急，動用斧鉞。」

瘡和疽，都是皮膚軟組織的感染。根據這段記載我們知道，安祿山作亂時的健康狀況其實非常糟糕，他身上常有各種皮膚軟組織感染，以至於曾為此中途罷朝。更糟糕的是，他造反以後視力逐漸惡化，最終失明。

在長期的皮膚軟組織感染和失明的折磨下，安祿山變得非常暴躁易怒，動不動就打人殺人。甚至連他的丞相嚴莊和心腹宦官李豬兒也都隨便打，令兩人苦不堪言。

安祿山的大兒子安慶宗娶了唐朝的榮義郡主，定居長安。安祿山造反後，安慶宗被唐玄宗殺了。老二安慶緒一直跟著他南征北戰，甚至還救過他的命，一直自視為安祿山的繼承人。但安祿山寵愛幼子，這令安慶緒非常不滿，而且很恐慌。

不堪安祿山毒打的嚴莊和李豬兒與安慶緒合謀，由李豬兒動手把雙目失明的安祿山砍死了，之後在床下挖了一個幾尺深的坑，用毛毯包著安祿山的屍體埋了。

安祿山的死某種程度上成為安史之亂的轉捩點。安慶緒「素懦弱，言詞無序」，無論威望和能力都不足以服眾。叛軍失去了領導核心，開始走上分崩離析和自相殘殺的道路。此後史思明殺安慶緒，史朝義又殺史思明。經過七年零兩個月後，唐王朝付出了巨大代價，最終將安史之亂平定。

回過頭來看，安祿山因為健康狀況的惡化，在反覆發作的瘡疽和雙目失明的雙重折磨下，性情變得急躁易怒。這不僅是他遭遇殺身之禍的主要原因，也可以解釋為什麼他造反後急於稱帝，急於享樂，不計後果地大肆殺戮劫掠，與造反前判若兩人。他派人收集唐玄宗御用梨園子弟和犀牛、舞馬，送到洛陽供他享樂，卻無心追趕逃亡的皇帝和太子，無非是覺得自己時日無多，想要及時行樂。

那麼，安祿山到底得了什麼病，以至於雙目失明、身患瘡疽呢？

除了「長帶瘡」和雙目失明外，安祿山還有一個很嚴重的健康問題：肥胖。

安祿山年輕的時候就已經很胖了。他在幽州節度使張守珪手下的時候，張守珪常嫌他太胖。為了不讓上司嫌棄，安祿山只好控制體重，不敢吃飽飯。到後來沒人管的時候，他的體重就徹底失控了。

晚年的安祿山有多胖呢？史書記載他「腹大垂膝」。他體重三百三十斤，走路時只有用胳膊向上提起自己的身子，才能動腳。每次換衣服，服侍的人得把他的大肚子抬起來，然後才能給他繫上腰帶。他騎馬上朝的時候，中間必須換一次馬，否則馬會被壓垮。給他買坐騎的時候，得買那種負重整整五石還能跑得動的，否則就不能用。

肥胖、反覆發作遷延不癒的皮膚軟組織感染、失明，這三者綜合起來，很明確地指向一種疾病：糖尿病。

糖尿病主要有兩種類型。一種是由於體內胰島素分泌不足導致的，叫作一型糖尿病，目前病因不明。另一種則是由於細胞出現了胰島素抵抗，叫做二型糖尿病。二型糖尿病占糖尿病患者總數的九〇%，其重要原因就是肥胖。二型糖尿病患者中，八〇%屬於肥胖者。

在長期肥胖的人群中，糖尿病的患病率明顯增加，可高達普通人群的四倍之多。肥胖的時間越長，患糖尿病的機會就越大。而且，腹部型肥胖者（就是安祿山這種）患糖尿病的危險性遠遠大於臀部型肥胖者。按照世界衛生組織的標準，超重、肥胖、男性腰圍超過九十公分，女性腰圍超過八十五公分者，均屬於糖尿病高危險群，應定期進行指血篩查，指血異常者需到醫院進行糖耐量測試。

為什麼肥胖者容易得二型糖尿病呢？因為肥胖者體內存在著一種特殊的病理狀態，叫做胰島素抵抗。胰島素需要和細胞上的胰島素受體結合，然後透過一系列複雜的信號傳導，由轉運蛋白把糖轉運到細胞內並加以利用。而肥胖患者，細胞膜上胰島素受體的數量和功能都出現明顯下降，信號傳導通路也出現問題，導致糖的利用出現障礙。

為了克服胰島素抵抗，胰腺會大量合成胰島素，造成肥胖者血胰島素水準大大高於普通人，以此勉強把血糖維持在正常範圍。由於胰腺長期超負荷工作，隨著時間推移，胰腺合成胰島素的功能會漸漸衰竭，分泌的胰島素不夠把血糖降低到正常範圍，就出現了顯性糖尿病。

被診斷為糖尿病後，患者中很常見的一個現象，就是覺得自己身體很健康，認為糖尿病沒有什麼大不了的，不耽誤吃飯，不耽誤睡覺，不耽誤幹活，因而心態上長期不重視，也不按規定進行治療。

其實，糖尿病對身體的損傷，是日積月累的。如果長期得不到妥善治療，疾病會不斷地損傷患者的微循環，全身各臟器都會受到持續不斷的損傷，這種損傷一旦超過代償限度，就會出現一系列的長期併發症。這些併發症會給患者帶來極其巨大甚至令人生不如死的痛苦：心會堵，眼會瞎，腎會衰，腳會爛，手會麻，創面會不癒合等等。

發生在安祿山身上的皮膚軟組織反覆感染和雙目失明，其實都是糖尿病的遠期併發症。

糖尿病患者由於微循環障礙和免疫功能下降，很容易發生皮膚軟組織感染。所以糖尿病患者要特別注意保持皮膚清潔，以免出現毛囊炎等小的皮膚感染病灶，一旦出現要及時處理，避免感染擴散。唐代沒有空調，安祿山又是個大胖子，一到夏天肯定每天大汗淋漓。古代衛生條件比較差，人們的衛生習慣也不好，安祿山又是個四處征戰的軍人，很容易出現小的皮膚感染灶。這些感染灶對健康人威脅並不大，但對於糖尿病患者來說，在無法控制血糖又沒有抗生素的情況下，這些感染灶不僅難以痊癒，還可能會逐漸向四周和深部擴展，發展成嚴重的膿腫或蜂窩組織炎，給患者造成巨大痛苦，甚至危及生命。

而糖尿病眼疾，則是糖尿病患者最痛苦的併發症之一。糖尿病患者如果血糖控制得不好，一般在患病十年左右出現眼底病變，從出血到視網膜脫落，直至最終失明。

長期得不到妥善治療的糖尿病患者，會出現微循環障礙，在微循環出現障礙後，視網膜就得不到充足的供血。為了解決這個問題，機體就會在視網膜上形成新生的血管。

問題是，這些新生的血管品質很差，屬於私搭亂建應急的東西，非常容易出血和滲漏。新生血管一旦出血，原來透明的玻璃體就會被汙染，導致視力下降甚至失明。幸運的是，這一階段的視力下降還是可以恢復的，過一段時間出血被吸收了，患者就又看得清楚了。如此這般，患者會在視力下降和恢復之間反反覆覆。

隨著視網膜血管反反覆覆地破裂出血，會出現更嚴重的問題，那就是各種瘢痕修復過程被啟動，視網膜上會形成增殖膜。增殖膜的本質是一種瘢痕，它會逐漸攣縮拉緊。由於眼球內壁是一個球面，增殖膜一旦收縮得過於嚴重，就會扯破視網膜，甚至把整個視網膜給扯下來，造成視網膜脫落。

視網膜一旦脫落，除非及時給予醫療干預，否則是不可能自己回復的，患者會徹底失明，而視網膜也會逐漸壞死硬化。

一代梟雄安祿山，就這樣被糖尿病毀掉了。而大唐王朝，也得以多延續了一百五十年。

有效的減肥可以預防和減輕糖尿病，安祿山如果能像年輕時那樣好好控制體重，大唐王朝和整個中國的歷史，說不定會改寫。

誰讓他造反之前不好好減肥呢。

17 美人的鼻，鄭袖的讒，楚懷王的耳屎濕還是乾？

按照中國的傳統美德，「妒忌」是最不能被容忍的女性缺點之一。所以古往今來，嘲笑悍妒女人的段子和笑話，也就層出不窮。

有一個清朝的笑話：有一個官員想納妾，但他老婆堅決不答應。於是他就找人給老婆做思想工作，說男人三妻四妾，是周公定的規矩！沒想到他老婆絲毫不買帳，說如果規矩是周婆定的，那肯定不是這樣。

笑話歸笑話，但卻無意中道出了一個真相：在父權社會，規矩都是男人定的，所以這規矩對女人自然是不公平的。

中國的父權社會綿延幾千年，不光規矩是男人定的，連歷史都是男人寫的，所以中國的歷史記載中，難免處處帶有男人的偏見。

中國的歷史書寫者，理直氣壯地以春秋筆法為尊者諱、為長者諱，卻從來沒有為女人諱過，不僅不諱，反而還經常肆意造謠潑髒水。把縫痔瘡說成縫肛門這類事，自古以來掌握發言權的文人可真沒少幹。讀史書的時候，得時時刻刻小心，否則非常容易被這些壞透了的文人給騙了。

在中國歷史上，女人長得美是件非常罪惡的事情，有道是「紅顏禍水」，只要你長得美，那就是不安定因素，就是禍國殃民的罪人。看看歷史，商是因為妲己亡的，周是因為褒姒亡的，夫差亡國為西施，吳三桂衝冠一怒為紅顏，真是史不絕書。這實在是太扯淡了，國家是你的，權力是你的，軍隊是你的，大臣是你的，你治理不好國家，關女人什麼事？我就不信，唐宗宋祖一代天驕那樣的英雄豪傑，老婆都是醜八怪不成？把丟江山的責任推到美女身上，和強姦犯怪受害者長得太漂亮完完全全同一個路數。不敢罵皇帝就罵皇帝的女人，不就是欺負人家沒發言權嗎？不就是推卸男人的責任嗎？

在這些被父權主義的歷史作者釘在恥辱柱上的女人中，有一個人名氣沒有褒姒、妲己、陳圓圓那麼大，但卻作為女人悍妒且惡毒的典型流傳千年，這個人的名字叫鄭袖，是戰國時期楚懷王的南后。

楚懷王是個倒楣蛋，他執政時期，楚國的主要對手是在商鞅變法後國勢大振的秦國。剛登基時，趕上秦國國君去世，秦國內政不穩，楚國憑藉深厚的家底倒是占了不少便宜。後來秦國緩過勁來，憑藉強大的國力和張儀高超的外交手腕與楚國全力相爭，楚懷王就完全被人家玩弄於股掌之間，到後來乾脆被秦國扣押，死在了秦國。

當然，按照中國文人的傳統，國君倒楣，肯定是奸臣和壞女人惹的禍。於是，南后鄭袖就被揪出來，和令尹子蘭、上官大夫靳尚一起，為楚懷王的昏庸無能背黑鍋。

要給國君背黑鍋，首先你得足夠壞，如果你不夠壞，你怎麼能禍國殃民呢？如果你確確實實不夠壞，那也沒關係，我們可以替你編啊。

在《戰國策》的〈楚策〉中，記載了一個鄭袖有多壞的故事：「魏王遺楚王美人，楚王說之。夫人鄭袖知王之說新人也，甚愛新人。衣服玩好，擇其所喜而為之；宮室臥具，擇其所善而為之。愛之甚於王。王曰：『婦人所以事夫者，色也；而妒者，其情也。今鄭袖知寡人之說新人也，其愛之甚於寡人，此孝子之所以事親，忠臣之所以事君也。』鄭袖知王以己為不妒也，因謂新人曰：『王愛子美矣。雖然，惡子之鼻。子為見王，則必掩子鼻。』新人見王，因掩其鼻。王謂鄭袖曰：『夫新人見寡人，則掩其鼻，何也？』鄭袖曰：『妾知也。』王曰：『雖惡必言之。』鄭袖曰：『其似惡聞君王之臭也。』王曰：『悍哉！』令劓之，無使逆命。」

這段故事簡而言之就是，楚王懷喜歡一個美女，鄭袖先是騙取了美女信任，告訴她楚懷王不喜歡她的鼻子，讓她見楚懷王的時候捂住鼻子。然後，鄭袖又對楚懷王說美女討厭他身上的味道，楚懷王一生氣把美女的鼻子割了。

夠惡毒吧？夠陰險吧？果然是最毒婦人心啊！

但是且慢，這個故事符合邏輯嗎？

楚懷王有狐臭，美女肯定是知道的。鄭袖教美女說：「你以後在大王面前捂住自己的鼻子。」然後美女就聽了。這美女的智商有六十沒有？難道她想不明白在一個有狐臭的人面前捂鼻子是什麼意思？

一個人有狐臭，別人在你跟前老是捂著鼻子，是個正常人都會覺得這是嫌棄自己吧？難道楚懷王是個白癡覺察不出來？還需要去問別人？

就算楚懷王猜不出來，他直接問美女不行嗎？美女不說，問美女的隨從不行嗎？幹嘛非得去問鄭袖？

鄭袖說美女厭惡楚懷王的氣味，楚懷王就相信了？要厭惡為啥早先不厭惡？既然楚懷王那麼心疼美女，萬一他想查證一下情況，鄭袖的陰謀不就穿幫了？鄭袖如何確定楚懷王會不假思索直接割鼻子呢？

就算鄭袖的計謀成功了，那個美女是啞巴嗎？割鼻子又不是割舌頭，難道她不會把事情經過講出來？如果楚懷王事後得知了真相，那鄭袖如何面對楚懷王的雷霆之怒？鄭袖是如何確定對方絕對沒有辯解機會而楚懷王也永遠不會知道真相的？

最後，就算這一切都發生了，鄭袖的陰謀完全成功了，既然是陰謀，她肯定不會到處說吧？既然她不說，楚懷王也不知道真相，那這段歷史是如何被言之鑿鑿地記錄下來的？

在我看來，這件事情的真相可能是：楚懷王確實有嚴重的狐臭，某次可能因為出汗過多或者長時間沒洗澡，味道比較大。美女服侍他的時候受不了這個味道，或者是自恃恩寵，或者是一不小心，做出了一些不合適的動作。比如掩鼻子，刺激了楚懷王，被楚懷王割掉了鼻子。而那些怨恨鄭袖的人就借此編造了這麼一個謠言，說她是被鄭袖害的，這個謠言就被記載到史書裡了。

說白了，都是狐臭惹的禍。

所謂狐臭，其實就是腋臭，那種令美人掩鼻的強烈異味，是人體大汗腺分泌物被細菌分解的結果。

人體的汗腺分兩種。一種是小汗腺，小汗腺約占九成，排出的汗液主要是水分和鹽分，沒有異味。另一種是大汗腺，主要分布在腋窩、會陰、乳暈和外耳道內。人進入青春期後，大汗腺開始發育。腋臭患者的大汗腺分泌的汗液除了水分和鹽分，還有含量較高的蛋白質和脂肪酸，這些蛋白質和脂肪酸被細菌分解後，就產生了難聞的異味，也就是狐臭。而沒有腋臭的人，其大汗腺並不分泌這些東西，所以沒有異味。

腋臭其實對人的生理健康沒有什麼影響，但是，腋臭會影響患者的社交和工作，給患者造成心理壓力，甚至導致心理障礙。

其實，腋臭也就在東亞是個問題，在白人和黑人中根本不是問題。之所以不是問題，不是因為發生率低，而恰恰是因為發生率太高。事實上，白人和黑人絕大部分都有腋臭。「狐臭」在《肘後備急方》中寫作「胡臭」，可能就是因為在胡人（老外）中較為普遍的緣故。

既然大家都有，也就不當回事了。倒是在中國，腋臭發生率很低，唯其發生率低，有腋臭的人才會有心理壓力甚至被歧視。

其實人類的遠祖，都是有腋臭的。我甚至覺得，腋臭可能在某種程度上是對生存有利的，這股濃濃的氣味，可以在夜間作為同類的識別標誌，防止行進時掉隊或走散。

人類的祖先走出非洲的時候，也是帶著腋臭的，但是，大概四萬年前，到達亞洲的某個人類祖先，其十六號染色體的某個基因發生了突變。這個人，很可能是絕大部分東亞人共同的祖先。

發生突變的這個基因，叫做ABCC11基因，在這次突變中，這個基因的rs17822931位點第五三八個鹼基發生了一次突變，這次突變使得這個基因合成的蛋白失去了功能，被身體當成錯構蛋白予以分解。

這個蛋白的名字叫MRP8，參與多種物質的轉運，對腺體分泌有重大意義。當這個蛋白錯構失能後，大汗腺也就失去了分泌蛋白質和脂肪酸的功能，腋臭就不會發生了。

需要指出的是，產生腋臭的這個基因是顯性基因。人的染色體是成對分布的，只要第十六對染色體有一個是帶有腋臭基因的，大汗腺就會有分泌蛋白質和脂肪酸的功能。

只有兩個染色體攜帶的均為突變後的基因，才不會產生腋臭。

幾萬年來，這個變異的基因在東亞人群中占據了絕對優勢。中國人九五%沒有腋臭，其中北方地區九九%的人沒有腋臭。韓國人和中國人差不多，九九%沒有腋臭。而日本人只有八六%沒有腋臭。白人中沒有腋臭的只有一〇%，而黑人中沒有腋臭的更是少到可憐的〇．五%。

值得一提的是，日本大和民族和美洲印地安人很少有腋臭，這表示大和民族和印地安人可能和我們有共同的祖先。日本有腋臭的人集中在原住民中，這表示他們和大和民族很可能並非同源。

看到沒？中國的男人可不是臭男人，歐美、非洲的男人才是地地道道的臭男人。

有了腋臭，完全不必緊張和自卑。腋臭的處理包括保守治療和手術治療等。保守治療包括：勤洗澡，保持局部清潔，以免細菌過度滋生和多不飽和脂肪酸氣味蓄積；使用西施蘭等藥物，減少汗腺分泌和細菌滋生等。手術方法有很多，其主要原理就是破壞大汗腺。大多數情況下，手術可以取得較為理想的效果。但有時候手術難以完全破壞大汗腺，會有少部分大汗腺殘留下來，使患者仍有程度不等的異味。

最後，ABCC11基因編碼合成的MRP8蛋白除了引起腋臭外，還有一個功能：控制耵聹分泌。

所謂耵聹，也就是耳屎。沒有發生ABCC11基因變異、MRP8蛋白正常的人，耳屎是油性的，量大，黏稠。而發生了變異的人，其耳屎是乾性的。

楚懷王有腋臭，說明他的ABCC11基因是原生的，他的耳屎嘛，自然是油乎乎黏糊糊的那種啦。估計楚懷王寵幸的美人們，其很重要的一項日常工作就是給大王掏耳朵吧。

還有那個屈原，有時候我覺得楚懷王不喜歡他也是有原因的，你看屈原寫的《離騷》裡面，動不動就芳草啊，申椒啊，幽蘭啊，杜衡啊，芳芷啊，諸如此類。

國君有狐臭，你哭天喊地皮裡陽秋沒完沒了地嚷嚷自己有多香，如果不是腦殘，那就只能是故意討打啦。

18 重耳是個肌肉男——駢脅重瞳是怎麼回事？

說起晉文公重耳，可謂無人不知無人不曉。他的故事幾乎就是中國宮鬥劇的經典範本：重耳的哥哥中生是老爸晉獻公的嫡長子，也是君位的第一合法繼承人。不想晉獻公老年昏聵，寵愛妖豔賤貨驪姬，想廢長立幼。於是逼死了中生，並追殺重耳和他弟弟。重耳和弟弟被迫出逃。晉獻公死後，妖豔賤貨驪姬的兒子如願繼承君位，卻被人所殺，晉國從此內亂不息。重耳在外流亡十九年，終於在秦穆公的幫助下回國繼位，他勵精圖治，重用賢良，平息內亂，戰勝外敵，匡扶天子，稱霸諸侯，成為大名鼎鼎的春秋五霸之一。

記得小學的時候，老師給我們講古人的勵志故事，經常拿重耳做榜樣，給我們講重耳流亡期間遭遇多麼悲慘、生活多麼艱難。重耳吃不上飯時找農民討吃的，被對方拿土塊羞辱。最後手下一個叫介子推的人割下大腿上的一塊肉煮湯給他吃才度過難關。這個故事把我這個純潔少年感動得不要不要的。

等年齡大點，不那麼純潔，知道懷疑人生了，翻翻史書認真讀讀重耳的故事，就覺得他所謂的十九年流亡生活其實遠遠算不上慘，甚至可以說，日子過得總體而言是滿舒服的。

西元前六五六年，重耳逃離晉國，先是到了翟國，翟國是他目前的「娘家」，所以他在這裡過得舒舒服服的，沒受什麼委屈，還娶了媳婦生了孩子。期間晉國內亂，妖豔賤貨的驪姬和她兒子都被殺了，晉國無主，請他回國做國君，結果他害怕有詐推託了，晉國大臣於是立了他弟弟夷吾當國君，重耳白白錯失了大好機會。

得了君位的弟弟對重耳不放心，派人來殺他。西元前六四三年，在翟國舒舒服服地過了十二年的重耳從翟國出走，前往齊國，希望借助齊國的力量搶回國君的位子。路過衛國的時候，衛國不肯招待他。他吃了一些苦頭。到了齊國後，齊桓公待他很不錯，不僅招待得很好，還把齊國宗室的一個美女嫁給他，於是重耳又在齊國整整過了五年花天酒地的日子。

此後，由於齊國內亂，重耳手下的人覺得靠齊國幫老大奪位沒戲，想帶他去別的國家碰碰運氣。奈何重耳舒服慣了不肯走，這幫小弟和重耳的齊國老婆合夥把重耳灌醉了強行帶走，繼續去別國求助。他們先後到了曹國、宋國、鄭國、楚國、秦國。除了在曹國和鄭國受了冷遇之外，其他幾個國家對他都是吃好喝好的，招待得非常周到。秦穆公更是一古腦打包給他六個老婆，並於西元前六三六年派兵幫助他奪取了晉國君位。

總共十九年的所謂流亡生涯，翟國十二年，齊國五年，其餘是在宋國、楚國和秦國度過的。這十九年流亡生涯至少有十八年多過得舒舒服服，一路上還娶了不少美女當老婆，這樣的人生要叫悲慘，這樣的日子要算艱難，那我實在不知道該說什麼了。

重耳這個人非常記仇。他後來當上晉國國君後，把當年對他不友好的衛國、曹國、鄭國挨個修理了一遍。衛國和鄭國得罪重耳，是因為他們太摳門，重耳路過的時候沒有提供幫助。而曹國的曹共公得罪重耳的原因，令人相當無語，只能說：「不作不死，為什麼要作！」

說起這段恩怨，得先說說重耳的「異相」。

看看中國歷史就會發現，歷史上的很多偉人，都有長得和普通人不一樣的地方，這就是異相。偉人嘛，肯定得有點和咱們不一樣的地方，不然不好解釋為什麼人家這麼偉大啊！

而重耳的異相，是「駢脅重瞳」。史書上提得比較多的是駢脅，而民間流傳比較多的是重瞳。

所謂重瞳，就是一隻眼睛有兩個瞳孔的意思。重瞳這事兒在中國歷史上發生率還真不是太罕見，據說倉頡、大舜、項羽、李煜都是重瞳。

人自然是不可能一隻眼睛長兩個瞳孔的，網路上有人解釋稱：「所謂重瞳，是瞳孔發生了粘連畸變，從O形變成∞形，但並不影響光束進來，就像你把照相機鏡頭分成兩半，一樣可以用。」不僅有解釋，網上還有種種「瞳孔粘連」的照片，相當重口味。

這是騙人的。如果瞳孔因為後天的原因比如炎症發生如此程度的粘連，這個患者幾乎不可能還有正常的視力。那些所謂的雙瞳孔圖片，基本可以斷定是影像處理過的。

所謂的「重瞳」，最可能的原因是先天性瞳孔殘膜。

在胚胎發育期，眼睛晶狀體前方覆蓋著一層血管膜，這層血管膜一般在胚胎七個月時退化，出生時完全消失，如出生時仍殘留一部分，則殘留的這部分稱「瞳孔殘膜」。在某些情況下，殘膜呈線狀將瞳孔分割成兩部分，就形成「雙瞳」的外觀。除此外，殘膜還可能導致虹膜瞳孔板增厚，增厚的虹膜瞳孔板沒入肥厚的虹膜基質，環繞瞳孔，形成另一層次，似在正常瞳孔之上，又有另一瞳孔，但不能收縮。

先天性瞳孔殘膜一般無須治療，殘膜遮蓋瞳孔嚴重影響視力者，可作殘膜切除或雷射光切治療。

重耳還有一個異相是「駢脅」，而曹共公正是因為對這個「駢脅」過於好奇才把重耳得罪了。

根據《史記》記載：「共公十六年，初，晉公子重耳其亡過曹，曹君無禮，欲觀其駢脅。」

《左傳》記載：「及曹，曹共公聞其駢脅，欲觀其裸。浴，薄而觀之。」

根據記載，重耳到了曹國，曹共公聽說重耳是「駢脅」，想趁重耳光著身子的時候看看，於是趁他洗澡時去偷看。

別說古代，即使現在，偷看別人的裸體也是極其無禮的行為，重耳等人深以為恥。為了安撫重耳，曹國大夫僖負羈私下給重耳送去食物，並把一塊璧玉放在食物下面。重耳接受了食物，但把璧玉還給了僖負羈。後來重耳當了國君，派兵攻打曹國，把曹共公抓走關了起來，狠狠出了一口惡氣。淘氣的曹共公成了階下囚，受盡屈辱，後來託人說情才好不容易被釋放回國。

那麼，這個差點害死好奇寶寶曹共公的「駢脅」，到底是怎麼回事呢？我們看看歷史上專家學者們的解釋。

西晉學者杜預：「駢脅，合幹。」

三國時期著名史學家韋昭：「駢者，並幹也。」

孔子後人，隋唐時期學者孔穎達：「脅是腋下之名，其骨謂之肋……駢訓比也，骨相比迫若一骨然。」

這些學者一致認為，重耳的「駢脅」是指他的肋骨緊密相連如一整體。

作為一個醫生，我不得不說這是扯淡。

肋骨的形態變異並不罕見，曾有學者用X光對中國二萬五千七百六十八名健康成年人肋骨形態進行檢查，形態變異者三百八十四例，總發生率為一四．九％。檢出的肋骨形態學變異包括叉狀肋、第一肋骨發育不全、頸肋、肋骨前端肥大、肋骨橋、肋骨環、肋骨先天塊損、並肋、肋骨橋關節等。

肋骨長在一起的情況，叫做並肋，發生率為〇．三一％。但這種變異，只累及兩根相鄰的肋骨，肋骨並成一體的部分一般占肋骨長度的三分之一，最大三分之二。

如果人的肋骨真的都連在一起，那是一件非常糟糕的事情。人要活著，就得呼吸，而呼吸則依賴呼吸肌正常工作。呼吸肌分為肋間肌和膈肌，而肋間肌又分肋間外肌和肋間內肌。呼吸分為胸式呼吸和腹式呼吸。胸式呼吸是透過肋間肌的活動來引起胸廓的擴張和回縮進行呼吸，腹式呼吸是透過膈肌的上升和下降來進行呼吸。

如果人的肋骨連在一起，就意味著肋間肌無法工作，胸廓難以正常地擴張和回縮，胸式呼吸難以正常進行。雖然腹式呼吸可以取代部分呼吸功能，但這種情況對健康乃至生存肯定是非常不利的。

除了先天變異，後天因素也可以導致肋骨並在一起。比如慢性膿胸患者，可能出現胸膜粘連收縮的症狀，導致受累部位肋間隙變窄甚至消失。但重耳非常健康，整天吃喝玩樂還娶了一大堆老婆，實在不像個病人。

此外，這個解釋還有一個顯而易見的漏洞：除非是嚴重營養不良或者腫瘤末期嚴重消耗導致肋骨顯露比較明顯的患者，否則肋骨的變異難以僅憑肉眼就看出來的。重耳就算肋骨真的長在一起，你不上去摸兩把，僅靠偷看人家洗澡也看不到啊，除非你的眼睛是X光機。

所以，肋骨長在一起這個說法，明顯不可靠，基本上屬於望文生義的附會和杜撰。

那麼，「駢脅」到底是什麼意思呢？

在《史記》中，「駢脅」這個詞並非只在描述重耳的時候出現，在《史記．商君列傳》裡面，也用到了「駢脅」這個詞。

《史記．商君列傳》稱，商鞅出行的時候：「多力而駢脅者為驂乘，持矛而操闟戟者旁車而趨。」意思是：孔武有力的侍衛在身邊護衛，持矛揮戟的武士在車旁疾馳。

很明顯，商鞅不可能專門找一群肋骨連成一體的人來當侍衛。這裡的「駢脅」是指這些侍衛身體健壯，肌肉發達，以至於整個肋部似乎連成一體。具體什麼樣子，大家找個健美運動員的照片看看就知道了。

這個解釋，明顯比肋骨長在一塊合理多了。那麼，既然是同一本書中出現的同一個詞，為什麼史學家們硬要望文生義生造出另外一個意思呢？

因為重耳的年齡。

如果採用和《史記．商君列傳》中一樣的解釋，那重耳就應該是一個健壯的肌肉男。但問題是，太史公說的很明確：

「……重耳遂奔狄。狄，其母國也。是時重耳年四十三。」「重耳出亡凡十九歲而得入，時年六十二矣。」（《史記．晉世家》）

也就是說，太史公認為，重耳四十三歲出亡，六十二歲回國繼位。以此推算，他路過曹國被曹共公「觀脅」的時候，是六十一歲左右。六十多歲的人是一個肌肉男，這事聽起來確實不太可靠。難怪大家寧可硬生生造出一個解釋也不直接採用這種現成的說法。

但是，如果太史公錯了呢？

事實上，關於重耳出亡時的年齡，史書記載中出入頗大。比如《國語．晉語四》稱：「晉公子生十七年而亡。」而《左傳．昭公十三年》也稱：「我先君文公……生十七年，有士五人……亡十九年，守志彌篤。」

按照這種說法，重耳出亡的時候應該是十七歲。

今天的史學界，重耳四十三歲出亡說和十七歲出亡說均有人支持，雙方爭論不休。而十七歲出亡說的支持者，也提出了不少相當有說服力的證據。限於篇幅，在此僅舉兩例。

跟隨重耳流亡的人中，有他舅舅狐毛和狐偃。狐毛和狐偃的爹，也就是重耳的外祖父，叫做狐突。西元前六三七年，重耳在秦國護送下回國繼位的前一年，晉懷公命隨重耳出逃在外之人全部歸國，不歸者，誅其全家。同年冬，狐突因不召二子歸國，被懷公殺害。

如果重耳四十三歲出亡，狐突被殺這一年他應該是六十一歲。而他的外祖父，哪怕是剛到青春期就播種生娃，至少也應該比重耳大三十歲才合理。也就是說，在重耳回國的前一年，他九十多歲的外祖父還活著，不僅活著，而且還能思路清晰、邏輯嚴密、言辭犀利地和國君抬槓。這別說在人均壽命二十多歲的春秋時期，就算在現代也很罕見。

此外，據《禮記・檀弓下》記載，重耳逃到翟國四年後，晉獻公去世導致晉國內亂，兩名繼承人先後被殺。秦穆公派人弔喪，勸重耳把握時機回國。使者轉達秦穆公的話說：「孺子其圖之。」重耳拿不定主意，去問舅舅狐偃，狐偃勸重耳不要答應，說：「孺子其辭焉。」

在這裡，秦穆公使者和狐偃都稱重耳為「孺子」。如果重耳是四十三歲出亡，這時候已經四十七歲。很難想像他舅舅和秦國使者會叫他「孺子」。

如果重耳是十七歲出亡，那麼他經過曹國的時候應該是三十五歲左右。重耳那個年代，貴族公子是要上戰場建功立業的，可不像後世的公子哥那麼弱不禁風。晉國連年征戰，重耳也早早領兵打仗，他逃亡後先去的翟國屬於「北狄」，文明程度遠不及中原地區，民風剽悍尚武。十七歲的重耳在這種地方待上十二年，在家人培養下，肯定也能練出一副好身板。

所以，真實的情況可能是：三十五歲的重耳路過曹國，曹共公聽說重耳是個肌肉男，擁有健美運動員一樣的身材，於是忍不住趁他洗澡的時候去偷看。這種偷窺已經不是好奇那麼簡單，而是有很下流的含義，所以重耳覺得受了奇恥大辱。

出於上述分析，在重耳出亡的年齡這個問題上，我支持十七歲一說。

19 癢到讓你不怕死——曾國藩為何納妾？

一八五一年，清政府治理下的中國，百弊叢生，風雨飄搖。就在這一年的廣西金田，一個努力多年卻始終考不上秀才的差生（成績差的學生）聯合一幫志同道合的兄弟，扯旗造反，拉開了太平天國運動的大幕。

一朝英雄拔劍起，又是蒼生十年劫。太平天國運動，從金田起義到天京（南京）陷落，歷時足足十三年。天地不仁，以萬物為芻狗，整整十三年，中國半壁江山硝煙不斷，屍山血海，民不聊生。

金田起義後，洪楊大軍兵鋒所指，所向披靡，本不乏問鼎中原、滅亡大清王朝的機會。但是，中國出了個曾國藩。曾國藩帶領湘軍子弟，屢敗屢戰，不折不撓，最終攻破南京，鎮壓了太平天國。

與洪秀全一樣，曾國藩也出身於窮山惡水、交通閉塞的農村，不過學習成績比洪秀全好得多。曾國藩從十四歲開始參加縣試，八年趕考，七次名落孫山，終於在二十三歲時中了秀才，然後在二十七歲那年考中進士。

曾國藩的考試成績並不算太理想。清代每科考畢，錄取人數自一百至四百餘名不等，分為三甲。頭甲三人，即狀元、榜眼和探花，賜進士及第；二甲諸人賜進士出身；三甲人數最多，賜同進士出身。曾國藩名列三甲第四十二名，賜同進士出身。

說實話，「同進士」這個稱謂，有相當侮辱人的意味。古人把小妾稱為「如夫人」，就是和夫人一樣，其實，這個「如」明明白白就是「不如」的意思。同樣，「同進士」這個「同」，也是明明白白「不同」的意思，說你其實不是真正的進士。這件事情，成為曾國藩終生的心病和遺憾。

太平天國運動，某種程度上就是三十歲還沒考上中學，決心自主創業，堅信榜上無名腳下有路的差生洪秀全，和資質一般、出身一般，卻為實現人生理想頑強奮鬥的中等生曾國藩兩人的殊死對決。在這場決定大清王朝命運乃至中國歷史走向的大對決中，中等生曾國藩最終擊敗了差生洪秀全，成就了自己輝煌的人生。

而那些優等生，在這場對決中基本扮演了打醬油的角色。

歷史告訴我們，學歷確實很重要，但聯考成績並不能定終身。

曾國藩挽狂瀾於既倒，扶大廈於將傾，平定大亂。他還引進西方科學技術，開洋務運動先河，派遣幼童出國留學，極大地推動了中國的進步。他被譽為晚清四大名臣之首，中興第一名臣。毛澤東青年時期，潛心研究曾氏文集，感慨「愚於近人，獨服曾文正」。在其晚年，還曾說：「曾國藩是地主階級最厲害的人物。」蔣介石對曾氏更是頂禮膜拜，稱曾國藩「足為吾人之師資」。而在傳統文人眼中，曾國藩更是「千古完人」「官場楷模」「一代儒宗」。

《左傳》稱：「太上有立德，其次有立功，其次有立言，雖久不廢，此之謂三不朽。」

「立德」，即樹立高尚的德業；「立功」，即為國為民建立功績；「立言」，即提出具有真知灼見的言論。立德、立功、立言，是中國傳統知識分子追求的最高人生目標。有人稱，歷史上能夠做到三不朽的人只有兩個半，分別是孔子、王陽明和曾國藩（半個）。

曾國藩死後，有人為他寫輓聯：「立德立功立言三不朽，為師為將為相一完人。」在光緒年間，曾國藩差一點得到中國文人的至高榮譽：配享孔廟。

但是，被傳統文人讚譽為「千古完人」「一代儒宗」的曾國藩，卻做過一件封建傳統道德無法容忍的事情，這件事情後來給曾國藩造成了極大的困擾，也嚴重影響了其聲譽。

這件事情，就是納妾。

咸豐十一年（一八六一年）農曆十月，五十歲的曾國藩在安慶軍營裡納十九歲的陳氏為妾。

那麼，曾國藩到底有多癢，以至於一代儒宗千古完人連喪德違制都不在乎了呢？

這得從曾國藩癢的原因說起了。曾國藩一生功成名就，立功、立德、立言三不朽，可謂偉人中的偉人。但再厲害的人，也厲害不過病，曾國藩被一種疾病整整折磨了一生。這種病時好時壞，反覆發作，令曾國藩苦不堪言，至死方得解脫。

這種病，就是「癬疾」，也就是我們現在所說的牛皮癬，正規的叫法是銀屑病。

銀屑病是一種常見的慢性復發性炎症性皮膚病，特徵性損害為紅色丘疹或斑塊上覆有多層銀白色鱗屑，好發於四肢伸側、頭皮和背部，嚴重皮損可泛發全身，並可出現高熱、膿皰、紅皮病樣改變以及全身大小關節病變。

銀屑病根據臨床表現可分為四種類型：尋常型、關節病型、紅皮病型和膿皰型。其中尋常型銀屑病占絕大多數。尋常型銀屑病病程漫長，可持續數年至數十年，期間可反覆發作。每次發作可分為進行期、穩定期和退行期三個階段。進行期為急性發作階段，新皮損不斷出現，舊皮損持續擴大，炎症明顯。穩定期病變停止發展，炎症減輕，不發生新皮損。退行期則表現為炎症消退，鱗屑減少，皮損縮小、變平、消失，遺留色素減退或色素沉著斑。

銀屑病的發病機制尚不明確，但精神緊張和應激事件是銀屑病發作和加重的重要原因。較多銀屑病患者發病或病情加重前有明確的精神過度緊張、過度勞累、情緒憂鬱等應激誘因存在。根據報導，精神緊張可使三〇%～四〇%的成年銀屑病患者病情加重，兒童受精神緊張影響病情加重的比例則高達九〇%。

曾國藩較早記載「癬疾」的日記，是在道光二十六年，那一年他三十五歲。這種病此後一直糾纏著他。據記載，曾國藩和人下棋時，不斷地抓撓，待棋下完，撓下的皮屑能把棋子蓋上，可見其病情之重。

如果僅僅是掉點皮屑倒也沒什麼，但是，這種病導致的瘙癢卻令曾國藩痛苦到極點。銀屑病不是全部都伴隨瘙癢，但一旦伴隨瘙癢，會非常難受，後背等撓不到的地方尤其難受。

翻翻曾國藩的日記，裡面經常出現的一個字就是「癢」：「三更睡，癬癢，竟夕爬搔，不能成寐。」「睡後，左腿爬破，痛甚，徹夜不甚成寐。」「二更三點睡，癬癢，不甚成寐。」

這種疾病不僅影響曾國藩的休息，還嚴重干擾了他的工作：「癬疥之疾未愈，頭上、面上、頸上並斑駁陸離，恐不便於陛見，故情願不考差……」（道光二十六年）「手瘡、臂瘡殊增煩惱，遂不能多作事。」（同治元年）

我們前面說過，銀屑病的發作和加重往往與精神緊張和過度勞累有關。在曾國藩納妾那一年，也就是咸豐十一年，曾國藩坐鎮安慶，指揮各路大軍鎮壓太平軍，軍務繁忙，殫精竭慮，其銀屑病也就無可避免地加重到令其幾乎精神崩潰無法工作的地步了。據曾國藩說：「余遍身生瘡，奇癢異常，極以為苦，公事多廢擱不辦，即應奏之事亦多稽延。」

癢到了連奏章都沒精力寫的地步，可想而知曾國藩痛苦到何等程度。為了減輕痛苦，曾國藩不惜喪德違制也要納妾幫他撓癢，也就不難理解了。

銀屑病病因至今尚未明確，也無法徹底治癒，但有很多方法可以控制症狀。其中七五％的患者，可以單純依靠外用藥膏來控制，不至於像曾國藩那樣被折磨得死去活來。但值得一提的是，患者一定要有足夠的耐心，千萬不要心急，認真遵從醫生的指導，堅持正規治療，才能取得最好的效果。

銀屑病目前無法根治，但很多患者總是不肯死心，想方設法地打聽和尋求能「除根」的辦法，這就給了很多騙子機會。很多打著「祖傳祕方」「純中藥治療」旗號的騙子，至今生意興旺。

祖傳祕方和中醫能否徹底治癒銀屑病呢？看看曾國藩就知道了。曾國藩是大清重臣，官至兩江總督、直隸總督、武英殿大學士，封一等毅勇侯。以他的身分和地位，什麼中醫大師找不到？什麼祖傳祕方找不到？然而，他被銀屑病折磨了幾十年。

當然，如果你執著地相信中醫高手都藏在民間，手拿一張足以令他身家百億的藥方，卻淡泊名利地開著一家非法診所等著你上門，那我也沒辦法。

至於那些號稱「特效」的藥物，我只有一句忠告：這些藥物，最好的結果是無效。如果有效甚至效果非常好，那是非常危險的事情。

如果這些神藥有效，那無非就是裡面非法添加了大量激素（賀爾蒙）甚至乙雙嗎啉。

關節病型銀屑病、紅皮病型銀屑病和膿皰型銀屑病可短期應用激素或免疫抑制劑，但尋常型的銀屑病是禁止口服激素的，因為副作用太大，得不償失。江湖騙子和不法商販在藥物裡添加的大劑量的激素可以短期內控制銀屑病病情，但是有諸多的副作用，停藥以後，病情往往會劇烈反彈。

乙雙嗎啉是國際上明確禁用的藥物。這種藥物最初被開發出來是治療腫瘤的，後來發現治療腫瘤效果不佳，但對銀屑病治療效果非常好，一度用於治療銀屑病。但後來發現其有嚴重副作用——能導致患者發生白血病，因此被禁用。有些喪心病狂的不法分子，將乙雙嗎啉偷偷摻到所謂的「特效藥」中，以昂貴的價格賣給患者，謀財害命。

如果您或者您的家人、朋友不幸患了銀屑病，請務必到正規醫院，在醫生的指導下正規治療，不要給騙子機會。

20 萌萌的孔夫子與憂鬱的屈大夫

孔子和屈原，在中國都是家喻戶曉的歷史名人。仔細看一下兩人的生平，我們就會發現孔子和屈原的人生經歷有很多相似的地方，尤其仕途經歷更是相差無幾。

孔子的祖上是殷商王室的後裔、宋國的貴族，先祖是商朝開國君主商湯。孔子從小勤奮好學，腹有才華，胸有大志，五十一歲當了市長（中都宰），五十二歲當了建設部長（司空），後又升任司法院最高長官（大司寇），五十六歲時主掌魯國國政，執政三個月就國家大治，引起了齊國的恐慌。於是齊國人透過糖衣炮彈腐蝕了魯國國君，令其沉迷酒色。失去國君支持的孔子帶著徒弟周遊列國十四年，尋求施展才華的機會，奈何始終得不到重用，最後於六十八歲那年回到魯國。回國後，孔子教授子弟，著書立說，於七十二歲壽終正寢。死後代代追封，成了文聖人、至聖先師、大成至聖文宣王。

屈原出身高貴，比孔子有過之而無不及。他是楚武王熊通之子屈瑕的後代，根正苗紅的楚國皇族。他和孔子一樣自幼勤奮好學，胸懷大志。早年得楚懷王信任，任左徒、三閭大夫，深受器重。後來因為在對秦政策上和楚懷王有難以彌合的分歧，加上奸臣的構陷排擠，屈原被楚懷王逐出郢都。後來楚懷王被秦國所騙，被囚禁並最終死在秦國，繼位的楚襄王對屈原也很感冒，把他放逐到江南。此後，屈原就在放逐地發牢騷罵娘。屈原六十二歲那年，秦國大將白起攻破了楚國國都，屈原投汨羅江自殺，留下不少華美的詩篇和端午節的傳說。

同樣從政壇頂端跌落，同樣鬱鬱不得志，孔子的結局要比屈原好得多——雖然政壇失意，但教育事業很成功，生前桃李滿天下，死後封神成聖，這樣的人生也算圓滿。孔子人生的最後階段總體而言也算幸福平靜，最後壽終正寢得享天年。而屈原政壇失意後，整天發牢騷，死前更是長期處在精神極度苦悶的狀態，整天在江邊蓬頭垢面地自言自語，最後投水自盡，令人嘆息不已。

相似的際遇，截然不同的結局，這背後，是兩個人截然不同的心理健康狀況。

孔子一生孜孜不倦地「吾待賈也」，但除了做高官的那幾年，他的人生是很不得志的。周遊列國十四年推銷自己，竟然沒能找到一個再次施展才華的機會，孔子的鬱悶可想而知。但是，我們看史書的記載，無論多麼不得志，無論處在何等的困境之中，孔子始終都能保持萌萌的樂觀態度。當然，這其中，孔子的幾位弟子也功不可沒。

孔夫子可稱為中國第一號教書匠，教出來不少厲害的徒弟。按照現在的標準，他老人家至少是個博士後導師。他的徒弟長年追隨著他，幫他跑腿、幹活、做課題，偶爾還能混個助教之類的職位，領點生活津貼，說起來也和現在的博士、碩士差不多。

看《論語》，裡面倒真有不少導師和學生的相處之道。而孔老夫子的表現，頗有令人忍俊不禁之處。

子路、曾皙、冉有、公西華是孔子幾個比較重要的弟子，別的徒弟是學士或者碩士，而這幾位應該屬於博士一級的入室弟子。他們和孔子之間曾有一次極其著名的對話。

孔夫子最喜歡的是顏回，不過這次顏回沒參加，據某些專家考證，這時候顏回已經掛了。

這次對話《論語》裡是這麼記載的：

子路、曾皙、冉有、公西華侍坐。子曰：「以吾一日長乎爾，毋吾以也。居則曰：『不吾知也。』如或知爾，則何以哉？」

子路率爾而對曰：「千乘之國，攝乎大國之間，加之以師旅，因之以饑饉；由也為之，比及三年，可使有勇，且知方也。」夫子哂之。

「求，爾何如？」對曰：「方六七十，如五六十，求也為之，比及三年，可使足民。如其禮樂，以俟君子。」

「赤，爾何如？」對曰：「非曰能之，願學焉。宗廟之事，如會同，端章甫，願為小相焉。」

「點，爾何如？」鼓瑟希，鏗爾，舍瑟而作，對曰：「異乎三子者之撰。」子曰：「何傷乎？亦各言其志也！」曰：「莫春者，春服既成，冠者五六人，童子六七人，浴乎沂，風乎舞雩，詠而歸。」

夫子喟然嘆曰：「吾與點也。」

這段記錄裡面，惹導師生氣的是子路，而得到讚揚的是曾皙。關於緣由，儒家有很多冠冕堂皇的解讀，但實際上，無非是孔夫子的小心眼在作怪。

孔子這輩子是很悲情的，顛沛流離一輩子，孜孜不倦地想做官，這本無可厚非。不想當院長的醫生不是好醫生對不？

問題是孔子最輝煌的紀錄就是當了一個小破醫院的醫務處處長。沒多久就不幹了。最後孔博導（博士生導師）只能不甘心地當了一輩子教書匠，從碩導混成博導，但是沒當上院長、廳長乃至部長是孔博導心中永遠的傷痛。

所以，當他問大家「如果有人給你們機會，你們覺得自己能幹啥」的時候，其實有點憤世嫉俗的心態在裡面。而憨厚的子路顯得特別不識時務，大大咧咧地說：「以我的學問，我覺得當個衛生廳廳長絕對沒問題！」

打人不打臉啊，你這不是故意傷害孔博導心靈最脆弱的地方嗎？所以孔博導沒給他好臉色看，當著大家面把他嘲笑了一番。

冉有看子路被嘲笑了，覺得應該低調一點，所以當孔博導問他的時候，他說：「我這個人沒啥大本事，也就當個醫院院長的水準。」孔博導黑著臉不說話，估計心裡也極其不爽。

然後孔博導問公西華，公西華看著氣氛不對，決定再低調一點：「我覺得我當個醫務處處長就不錯了。」孔博導對這幾個笨徒弟簡直恨得咬牙。

最後只剩一個最小的曾皙，孔博導也例行公事地問了一句。沒想到這孩子最聰明：「老大，我的理想就是當個老師，當個和您一樣的老師，我認為教師是太陽底下最光輝的職業，是人類靈魂的工程師。那些官啊什麼的都是浮雲，只有您這樣的人生才是最有意義的。」孔博導心花怒放：「吾與點也！」

孔夫子最喜歡的學生是顏回，喜歡到了令人髮指的地步，他曾經當著子路的面大誇顏回：「有人用就做官，沒人用就退隱，能有這種品德的就咱們倆吧？」說是誇顏回，我總覺得他是在誇自己。

子路聽到孔子這麼說很不爽，這幫徒弟裡面子路是最忠心也最吃苦耐勞的一個，跟著孔博導鞍前馬後的，看著他誇獎別人心裡自然有氣，就反唇相稽：「子行三軍，則誰與？」意思是，真要是去做課題寫論文申請基金，你是指望那個二貨呢還是指望我呢？

孔博導火了：「反正不和你這種空手打虎，赤腳過河，死不悔改，ＥＱ超低的傢伙一起去。」（暴虎馮河，死而無悔者，吾不與也！）

其實子路的話是有道理的，孔博導有啥事情都是子路、子貢和冉有在張羅，沒見顏回幹過什麼實事。您老人家老誇獎顏回，用錢靠誰，打仗靠誰，做事又靠誰呢？孔博導為什麼那麼喜歡顏回呢？讀讀《史記．孔子世家》就知道了。

據記載，孔博導曾經和眾弟子被困於陳蔡之間，餓得七葷八素，弟子也頗有怨言，眼見人心散了，隊伍不好帶啊，孔博導決定透過幾個學生幹部來統一一下思想。

古人談話前喜歡先吟詩，孔博導先叫來老大子路，傷心地說：「不是犀牛，不是老虎，流落曠野之上，匆匆忙忙。子路啊，你說為什麼咱們這個課題做砸了呢？是不是我的學術水準不夠啊？」

一般而言，導師提出這種問題絕非做自我批評，而是想聽你替他辯解一下。但子路是個死心眼：「是啊，老大，我覺得咱們這個課題理論依據就不足，在具體操作上也有很多問題，我覺得咱們應該好好反省一下。」（意者吾未仁邪？人之不我信也！意者吾未知邪？人之不我行也！）

孔博導被這笨徒弟氣得半死，直接給大罵一頓轟出去了。老大不省心，又叫來另外一個骨幹學生子貢，孔博導傷心地說：「不是犀牛，不是老虎，流落曠野之上，匆匆忙忙。子貢啊，你說為什麼咱們這個課題做砸了呢？是不是我的學術水準不夠啊？」

子貢比子路聰明多了，他小心翼翼地說：「老大啊，我覺得咱們的課題設計得絕對是完美無缺，而且這個課題意義絕對非同一般的大。但是呢，咱們的經費和實驗室條件都很有限，根本達不到做這個課題的要求啊，要不咱們別太好高騖遠，按照現在的條件盡量弄出個結果寫篇文章結題得了。」（夫子之道至大也，故天下莫能容夫子，夫子蓋少貶焉？）

孔博導被這笨徒弟氣得半死，直接給小罵一頓轟出去了。最後叫來的是顏回，孔博導傷心地說：「不是犀牛，不是老虎，流落曠野之上，匆匆忙忙。顏回啊，你說為什麼咱們這個課題做砸了呢？是不是我的學術水準不夠啊？」

顏回義正詞嚴地說：「老大啊，您怎麼能這麼想呢？咱們的課題設計得絕對是完美無缺，而且這個課題意義絕對非同一般的大。但是呢，咱們醫院管理水準太差，完全沒有一個好的學術氛圍，你看別的課題組都在弄虛作假，坑蒙拐騙，只有我們是認認真真兢兢業業的。我們不該花的錢一點都不亂花，所以你看，科研處老卡我們，動物室也老搗亂，病理科做的病理一塌糊塗，細胞室給養的細胞亂七八糟。您這麼優秀的課題做不出來，完全是醫院的恥辱，是中國學術風氣不正常的恥辱，而絕不是您的過錯。」（夫子之道至大，故天下莫能容，雖然，夫子推而行之，不容然後見君子。道既已大修而不用，是有國之醜也！）

這下孔博導爽了：「顏回，還是你看問題深遠啊，等你以後當了博導，我幫你管理基金吧！」（有是哉顏氏之子，使爾多財，吾為爾宰！）事實上，我們公正地講，子路和子貢是比較可靠的做實事的人，他們都提出了能切實解決問題的方案。但問題是他們都不能領會老師真正的意圖。

顏回講的全是空話套話，但是，顏回深諳和導師相處的道理，是個老油條。你想，在這種環境下導師為啥找你談話啊，難道他真的認為自己「吾道非耶」？

當然不是，他只是需要趕緊擺脫失敗的陰影，讓隊伍穩定，人心凝聚起來。要達到這一目的，他必須要對這件事情有個交代。當然這個交代絕不能有損他作為導師的權威和形象。

所以他找學生代表談話，表面請他們做自我批評，實際是希望學生能幫他開脫——自己幫自己開脫終究不夠體面，最好是學生把話說出來，然後由學生去說服學生，最好大家統一認識。

子路和子貢說的都是實話，但這時候孔博導需要的偏偏不是實話，所以他們活該被罵，而睜眼說瞎話的顏回，則成了孔博導的貼心小棉襖。

看完以上幾個故事，感覺孔老夫子真是萌萌噠超級可愛，雖然有點小心眼，但是在困境中始終樂觀豁達，而且特別善於自我調節、自我鼓勵、自我安慰，終生保持著良好的心態。難怪被人罵為喪家之犬也毫不生氣。這其中，一直與他患難與共的徒弟們也起了重要作用，大家在困境中互相安慰、互相扶持，始終保持著樂觀主義精神。一句話，無論處境如何，孔夫子的心理一直很健康、很陽光。

反觀屈原，就差多了。

說句不客氣的話，屈原其實遠不是一個成熟的或者說高水準的政治家。而他的性格特點，也很大程度上註定了其悲劇的命運。

與孔子主動離開魯國不同，屈原是被貶黜出郢都的。孔子離開，是因為國君沉迷酒色、爛泥扶不上牆。而屈原被貶，表面上是被奸臣讒言陷害，其實主要是因為在政見上和楚懷王發生了分歧：楚懷王想和秦國結盟，而屈原堅決反對。

當然，以我們現在的觀點來看，楚國和秦國結盟吃了大虧，但如果就此認定楚懷王和其他朝堂重臣都是糊塗蟲或者賣國賊，恐怕也不太公平。畢竟事後諸葛亮還是容易做的。而且在當時的情況下，秦國國勢強盛，楚懷王想與其結盟搞好關係也並非毫無道理。

作為一個優秀的政治家，應該擺正自己的位置和學會妥協。當自己和國君意見不一致的時候，聰明的做法是保留意見，恪盡職守，把分內的事情做好，以後徐徐圖之，和國君死硬地違拗絕不是合適的選擇。當國家的大政方針確定之後，為了保證政策的順利實行，像屈原這種堅決的反對派被貶黜幾乎是必然的事情。

孔子去職後，依然保持著積極進取的心態，他周遊列國推銷自己的主張，最後發現自己那套東西確實「天下莫能容」後，就回家著書立說教育弟子去了。歷史上很多人，比如韓愈和蘇軾，也都和孔子一樣，雖然被貶，但依然在自己的職位上兢兢業業，認真做事。而屈原被貶後，貌似除了留下一大堆發牢騷的詩歌之外，沒做什麼值得稱道的事情。

孔子雖然長期不得志，但是他很謙虛，對自己的同事也很寬容，除了罵白天睡覺的宰予「朽木不可雕也」之外，很少罵人。相反，他說「三人行必有我師焉」，把自己擺得很低，心態很好。而屈原就不同了，在他眼中，除了他之外這世上幾乎就沒好人了，你看他在《涉江》中說的：「鸞鳥鳳皇，日以遠兮。燕雀烏鵲，巢堂壇兮。露申辛夷，死林薄兮。腥臊並御，芳不得薄兮。陰陽易位，時不當兮。懷信侘傺，忽乎吾將行兮！」合著就你是鸞鳥鳳凰別人都是燕雀烏鵲？這一棍子打死全朝堂的人，你說這些人以後怎麼和你共事？你嘴上罵痛快了，卻同時把自己以後的路也全堵死了。

再說屈原的死，很多人說他是看到郢都陷落，內心絕望，所以自殺。其實這個說法也站不住腳。都城失陷並非亡國，楚國雖然大敗，但形勢遠沒有到絕望的地步。戰國時期，大爭之世，國力消長，戰場勝敗都是尋常之事。秦國函谷關也曾被割讓，楚國的國都以前也不是沒被人攻破過，後來不都又強大起來了？碰到嚴重挫折就尋死覓活，這不是一個合格的政治家應有的心理素質。

屈原雖然被貶，但好歹也是個貴族和官員，衣食無憂。政治上雖然不得志，但也沒有被下獄、被滅族，僅僅是流放而已。在普通老百姓眼中，屈原其實算是相當幸福了。事實上，歷史上很多被貶的官員，比如韓愈、蘇東坡，在被貶期間也都保持著良好的心理狀態，還為老百姓做了很多實事。像白居易那樣整天惦記玩樂的，也頂多是一肚子牢騷，沒有發展到自殺的地步。

仔細分析一下，屈原之所以自殺，很可能是因為他患有嚴重的憂鬱症。

在很多國人的心目中，憂鬱症不是真正的疾病，很多人想當然地以為，得憂鬱症的人只是生活中有事不順心、想不開、鑽牛角尖，好好開導一下，想通了就好了。還有人覺得患憂鬱症的人太脆弱，不夠堅強，甚至太過矯情！

事實不是這樣的。憂鬱症和感冒、肺炎、癌症一樣，是不以患者的意志為轉移的。憂鬱症並不一定伴隨人生的重大挫折而生，那些事業有成、生活富裕的人一樣會得憂鬱症。事實上，很多重度憂鬱症患者，都是普通人眼中應該很幸福、很快樂的人，比如張國榮。

憂鬱症的發病率，遠比大部分人想像中要高得多，據世界衛生組織統計，全球憂鬱症的發病率約為一一%，全球約有三．四億憂鬱症患者。在美國，每年有超過三萬人自殺，憂鬱症被認為是促使人自殺的主要原因。約有二〇%的人曾經因重度憂鬱症而無法工作。

要想用簡單的幾句話和大家講清楚憂鬱症是怎麼回事是很難的。人類的大腦，是一個複雜的網路，一旦這個網路因為某種原因被破壞，就會出現功能異常。憂鬱症患者的大腦，就是由於某種原因出現了異常，這種異常表現為偏向於負面情緒和消極想法的網路活躍，而偏向於快樂情緒和積極想法的網路功能降低。這導致患者長時間的情緒低落。

這種問題絕不是靠自己的意志和他人的安慰能輕鬆解決的。憂鬱症如果不及時治療，會導致極其嚴重的後果，比如自殺！

中國精神障礙分類與診斷標準（CCMD-3，二〇〇六年）有關憂鬱障礙的診斷標準主要有以下九條：一、興趣喪失、無愉快感；二、精力減退或疲乏感；三、精神運動性遲滯或激越；四、自我評價過低、自責，或有內疚感；五、聯想困難或自覺思考能力下降；六、反覆出現想死的念頭或有自殺、自傷行為；七、睡眠障礙，如失眠、早醒，或睡眠過多；八、食慾降低或體重明顯減輕；九、性慾減退。只要同時滿足心境低落和以上任意四種症狀，並且憂鬱症發作持續兩週以上，即可能被診斷為憂鬱症。

屈原的作品裡面，大都能看出作者那種極其憂鬱悲傷的心理狀態。《離騷》裡的名句「長太息以掩涕兮，哀民生之多艱」，很多人以為屈原是哀嘆黎民百姓的生活艱難。其實，聯繫上下文來看，我更傾向於他是在自哀自怨，是在感慨自己的命運。民就是人，哀民生之多艱，意思就是人的日子咋這麼難過呢？屈原是在流淚痛哭，哀嘆人生的艱難。

我們再看看屈原死前的精神狀態：

屈原至於江濱，被髮行吟澤畔，顏色憔悴，形容枯槁。漁父見而問之曰：「子非三閭大夫歟？何故而至此？」屈原曰：「舉世皆濁而我獨清，眾人皆醉而我獨醒，是以見放。」漁父曰：「夫聖人者，不凝滯於物，而能與世推移。舉世皆濁，何不隨其流而揚其波？眾人皆醉，何不哺其糟而啜其醨？何故懷瑾握瑜，而自令見放為？」屈原曰：「吾聞之，新沐者必彈冠，新浴者必振衣。人又誰能以身之察察，受物之汶汶者乎？寧赴常流而葬乎江魚腹中耳。又安能以皓皓之白，而蒙世俗之溫蠖乎？」乃作《懷沙》之賦。於是懷石，遂自投汨羅以死。

我們可以看到，屈原此時的精神狀態已經非常不正常，衣冠不整，蓬頭垢面，憔悴不堪，一個人在江邊自言自語。而且他對社會的認知有嚴重的偏差，也失去了適應這個社會的能力。說實在話，無論楚國當時朝政如何不堪，也不至於全世界沒有一個好人，舉世皆濁而你獨清吧？屈原當時已經處在一個極度痛苦的狀態，以至於面對人生徹底失去了積極的態度。一般而言，只有嚴重的憂鬱症患者，才會出現這種狀態。

《懷沙》全文較長，我們只看前面幾句：

滔滔孟夏兮，草木莽莽。傷懷永哀兮，汩徂南土。眴兮杳杳，孔靜幽默。鬱結紆軫兮，離愍而長鞠。撫情效志兮，冤屈而自抑。

僅從這幾句中，作者那極度憂鬱、極度痛苦的精神狀態，已經表露無遺。結尾處「知死不可讓，原勿愛兮」，屈原更是在長吁短嘆、悲傷流淚之餘，已經表現出了嚴重的自殺傾向，這直接導致了最後的悲劇。

需要指出的是，憂鬱症的臨床表現非常複雜，絕不是非專業人員可以輕易自行判斷的疾病。憂鬱症患者並不一定食慾不振，完全可能表現為過食和肥胖。憂鬱症也不一定表現為失眠，一〇%～一五%的憂鬱症患者存在過度睡眠傾向。憂鬱症患者也不一定寡言少語、行動遲緩，焦慮型憂鬱症患者完全可能有正常甚至更快的語速，以及坐立不安的表現。憂鬱症患者也不一定全部都自哀自怨，覺得一切都是自己不好，二五%的重症憂鬱症患者同時還患有躁狂症，表現為持續反覆的情緒高漲、誇誇其談或易被激怒。一些憂鬱症患者會有過分的自我評價或誇大（舉世皆濁而我獨清，眾人皆醉而我獨醒）。

所以，當你感到家人、朋友有精神的異常時，最穩妥的做法是帶他去找專業的醫生檢查。

憂鬱症的治療辦法主要有五種：精神療法、電痙攣療法、抗憂鬱藥物、情緒穩定劑鋰製劑、抗驚厥藥。醫生會根據患者的病情提出不同的治療建議。

需要強調的是，藥物治療在憂鬱症的治療中占有非常重要的位置。很多患者和家長對藥物治療總是有排斥情緒，有些患者服藥不久後覺得無效就自行停藥。有一些患者在病情緩解後害怕長期服藥有副作用而擅自停藥。當然，還有一些患者，覺得憂鬱症是一種不光彩的疾病，生怕別人知道，因而不願意服藥。這都是極其錯誤的。

抗憂鬱藥物從開始服藥到確切效果的顯現，一般需要一周到三周乃至更長的時間。

抗憂鬱藥物的服用要嚴格遵循一定的療程——急性期、鞏固期和維持期。很多患者因擔心藥物副作用在急性期停藥，這時候雖然憂鬱症症狀消失了，但復發概率很高，只有經過系統的治療才會盡可能降低復發風險。抗憂鬱藥停藥時要遵循逐漸停藥的原則，突然停藥會引起停藥反應，有些患者的病情會捲土重來，甚至更加嚴重。

新型抗憂鬱藥總體而言是很安全的，既不會上癮，也未發現嚴重的長期副作用，不要太過憂慮。

總之一句話，憂鬱症的診斷和治療，一定要遵從專業醫生的醫囑，切忌自作主張。需不需要吃藥，需要吃什麼藥，需要吃多久，需不需要更換藥物，需不需要停藥，都要聽醫生的建議。

最後，再強調一遍：憂鬱症是一種疾病，得病不是一件丟人的事情，而生病吃藥更不是一件丟人的事情。如果屈大夫當年能有專業的心理醫生治療，能有現代的安全有效的藥物，他或許就能從病魔中解脫出來，去做更多的事情。當然，那樣的話，我們可能就看不到那些充滿悲傷的詩篇，也沒有端午節假期了。

21 武大郎與梅西

武大郎可謂是《水滸傳》中極有特點也令人印象極其深刻的人物。《水滸傳》講的是梁山好漢聚義造反的故事，但是，老百姓能說全一百零八條好漢名字的恐怕沒幾個，而不知道武大郎的幾乎沒有。除了幾個首領級的人物，一百零八條好漢裡絕大部分人物的知名度竟然都比不過武大郎。

武大郎和潘金蓮，歷史上確有其人，也確實家住清河縣。但其他情況和《水滸傳》裡所寫的相去甚遠。真實歷史中的武大郎，又名武直，明朝人，中年中進士，官拜七品，其妻潘金蓮是名門淑媛。現在武直之墓尚存，是河北清河縣旅遊景點。根據挖掘出的屍骨來看，武大郎身高應該在一七〇公分以上，絕非侏儒。據說武大郎是因為得罪了小人（當然是文人），被醜化成了《水滸傳》中的樣子。

《水滸傳》中武大郎的特點就三個字：矮、醜、窮，尤其是矮。書中寫道：「這武大郎，身不滿五尺，面目醜陋，頭腦可笑。清河縣人見他生得短矮，起他一個諢名，叫做三寸丁穀樹皮。」按說，武大郎本是個「懦弱依本分」之人，平時與世無爭，靠賣炊餅為生，雖然免不得受人欺負，卻也不至於不得善終。奈何矮、醜、窮的武大郎，偏偏因緣際會娶了個大美女潘金蓮。潘金蓮本是大戶人家的使女，因為拒絕主人的性騷擾，被主人一怒之下強行嫁給武大郎作為懲罰和報復。這種情況下，兩人的感情基礎可想而知。後來潘金蓮出軌、殺夫，成為千古淫婦典型，但武大郎明知道兩人如此不般配，還貪戀美色錢物撿這麼一個便宜，又何嘗不是自己給自己埋下了禍根呢。

看過《水滸傳》的人都知道武大郎矮，但武大郎到底有多矮呢？書中說「不足五尺」。那麼，這「五尺」到底有多高？

要搞清這個問題，我們先得弄清楚作者是用的哪個年代的「尺」。中國的尺，在不同年代長度並不相同，從商周到明清，尺的長度在不斷擴大。在商代，一尺合一六．九五公分，成年男性身高是一丈左右，所以稱為「丈夫」。周代至秦，一尺是二三．一公分，荀子在《勸學》中說「七尺之軀」，約一六〇公分，應該也是那個年代成年男性的標準身高。到了宋代，一尺相當於三一．二公分。

《水滸傳》講的是宋朝的故事，那麼，這個尺是按照宋朝標準來的嗎？答案是不可能。

如果按照宋朝的「尺」，武大郎的身高應該是一五七．五公分，接近一六〇公分，即使放到現代，這個身高雖然偏低，但也絕對算不上太矮，不至於被歧視和嘲笑。

據《水滸傳》記載：武松身高八尺，魯智深八尺，蔣門神身長九尺。如果作者採用的是宋朝的「尺」，那麼武松、魯智深的身高是二四九・六公分，而蔣門神更是高達二八〇・八公分。這是不可能的事情，要知道，赫赫有名的大個子姚明身高才二二六公分，而金氏世界紀錄中全世界最高的人蘇坦科森身高才二四六・五公分。

綜合分析，《水滸傳》中的計量身高的「尺」，應該是周代至秦代的標準。我估計可能是荀子的「七尺之軀」流傳太廣，以至於成了男子標準身高，小說家們想寫高個子，就寫八尺、九尺，想寫矮個子，就五尺、六尺，省得費腦筋了。

按照秦朝的「尺」來算，武松和魯智深的身高是一八四・八公分，蔣門神的身高是二〇七・九公分，屬於大個子。而武大郎則不足一一五・五公分，是標準的侏儒了。

武大郎身材矮小，與胞弟武松的身高相差巨大，但智力正常。他沒有子女，生育功能可能有問題。綜上分析，武大郎應該是生長激素缺乏導致的侏儒症患者。

生長激素是人的腦下垂體前葉分泌的能促進身體生長的一種激素，生長激素能促進蛋白質的合成，能刺激骨關節軟骨和骨骺軟骨生長，使軀體增高。一旦由於某種原因導致生長激素缺乏，人體生長就會停滯。人在幼年時，如果生長激素分泌不足，會導致生長發育遲緩，身體特別矮小，是為「侏儒症」。反之，如果生長激素分泌過多，可引起全身各部位過度生長，致使身材異常高大，則為「巨人症」。成年後，人的骨骺已融合，長骨不再生長，此時如生長激素分泌過多，人的身高無法再增加，但肢端骨、面骨和軟組織將明顯增生，引起「肢端肥大症」。

侏儒症患者多自嬰兒期發病，生長緩慢，身高大多不滿一三〇公分，但大腦和智力發育正常。侏儒症患者的青春期常延遲出現，如果同時伴隨促性腺激素缺乏，則一直保持性幼稚狀態。

如果沒有侏儒症，武大郎應該也是個和他弟弟一樣高大魁梧的堂堂大丈夫。而現代足壇上一位天王巨星級的人物，如果不是得到及時的治療，也可能成為武大郎那樣的「三寸丁穀樹皮」。

這個巨星的名字，叫做梅西。

梅西，二〇〇九～二〇一一年蟬聯世界足球先生，二〇〇八～二〇一二年蟬聯歐洲金靴獎。馬拉杜納之後世界足壇獨一無二的王者，世界球迷眼中神一般的存在。他的赫赫戰績和所獲得的榮譽之多，根本就難以羅列。

沒有人能把梅西和武大郎的形象連結起來。但是，梅西還真就差一點點成為現代版的武大郎。

梅西出生在一個阿根廷的貧困家庭，和很多阿根廷孩子一樣，自幼喜歡足球。梅西很小的時候就展現了驚人的足球天賦，被稱作「小馬拉杜納」。

然而，十一歲那年，身高僅一四〇公分的梅西停止了生長。在阿根廷紐維爾舊生體育俱樂部踢球的他雖然球技出眾，但和同齡球員相比，他個子過於矮小。十三歲那年，梅西被阿根廷河床隊看中，在入隊體檢時，他被診斷出侏儒症。

侏儒症並非無法治療，早在一九二〇年，人類就發現了生長激素與生長發育的關係，並試圖從動物中提取生長激素治療人的生長激素缺乏症，但不同物種的生長激素差異較大，其他動物的生長激素對人無效。一九五八年，從剛死亡屍體的腦下垂體中提取的人生長激素被用於臨床，但來源的缺乏使得生長激素昂貴而短缺，無法大規模使用。後來，科學家們把生長激素的基因片段導入大腸桿菌中，利用大腸桿菌合成生長激素，才解決了生長激素的來源問題。一九八五年，基因重組人生長激素經美國食品監督管理局批准用於臨床，為廣大患者帶來了福音。

但即便如此，生長激素依然價格不菲，如果給梅西治療的話，每月需要支出九百美元，每年需要上萬美元。梅西的家人出不起這筆錢，而紐維爾舊生體育俱樂部和河床隊都不願意為一個十三歲的孩子支付這筆巨大的費用。在這些俱樂部眼中，阿根廷的天才少年太多了，雖然梅西很出色，但不值得為他付出這麼多。他們不知道，自己錯過的不是一個天才，而是一個球王。

梅西的父親後來回憶道：「我記得，而且永遠都不會忘記拿到診斷結果的那一天。當時天特別冷，我們在街上，梅西沒有任何表情，非同一般的冷靜，我知道他比任何人都清楚，家裡沒有任何能力讓他治療。」

而梅西已經沒有太多時間了，侏儒症治療得越早越好，隨著年齡的增長，一旦他的骨骺線閉合，他將永遠失去長高的機會，即使再給以生長激素也沒用。

就在梅西和家人絕望的時候，他們碰到了梅西此生的貴人：球探圖爾尼尼。圖爾尼尼長期為巴賽隆納足球俱樂部在南美物色球員，他憑藉一雙慧眼發現了被阿根廷人錯過的天才，並伸出了援手，成就了自己此生最大的功業。

圖爾尼尼說服了巴賽隆納足球俱樂部讓梅西試訓，所有的教練都很喜歡他，但沒有人敢決定。直到有一天，巴賽隆納體育主管雷克薩奇看到了梅西在訓練和比賽中的表現，雷克薩奇驚為天人，立刻安排和梅西簽約並為他治療，他把自己的承諾寫在一張餐巾紙上，交給了梅西。

二〇〇三年，十六歲的梅西長到了一七〇公分。

二〇〇四年，十七歲的梅西代表巴賽隆納足球俱樂部在西班牙甲級足球聯賽亮相，踏上了征服世界之路。

數年後，差點成為武大郎的梅西雄霸足壇，傲視天下。

不知道當年拒絕他的紐維爾舊生體育俱樂部和河床隊做何感想？

直到今天，世界上依然有很多的侏儒症患者得不到有效的治療。

沒有生長激素，他們會變成武大郎。有了生長激素，他們或許就會成為梅西。
現代醫學可以逆天改命，卻奈何不了貧窮。

22 西門慶死於什麼病？

憑藉《水滸傳》和《金瓶梅》兩部名著，西門慶的名字可謂家喻戶曉。對於西門慶這個形象，很多男人的感受是比較複雜的：一方面，對其殘暴歹毒的一面深惡痛絕；另一方面，又未免對其驕奢淫逸的生活暗自嚮往。

如果按照社會上流行的庸俗成功學判斷，西門慶可謂是個非常成功的男人。論相貌，英俊瀟灑；論收入，家財萬貫；論能力，手眼通天；論女人，花團錦簇，群美環繞；論威風，一呼百應，小弟成群。

西門慶的成功學並不新鮮，無非就是亦官亦商、巧取豪奪。以權力攫取金錢，再以金錢鞏固和擴大權力，實現「良性循環」。這種無底線的「成功學」，幾千年來在中國長盛不衰，至今依然為許多人所熱中。

但問題是，西門慶的這種為權為錢為女人不擇手段的成功學，完全以泯滅自己的人性作為代價。人其實是人性和獸性的複合體，人性讓我們對妻子有愛，對父母有孝，對朋友有義，而獸性則只有赤裸裸的掠奪和占有。如果把人類社會看成一個獸群，西門慶的所作所為無不帶有獸群中最優秀雄獸的特徵：聚斂錢財代表其雄獸的能力，攫取官位代表其雄獸的地位，而占有女人則是雄性的榮耀。

但是，這種失去人性的成功無異於和魔鬼做交易，其代價也是高昂的。西門慶荒淫生活的背後是精神的極度空虛與頹廢。《金瓶梅》中的西門慶完全就是一個被性慾控制的禽獸，其日常生活的主題就是尋找女人、征服女人、玩弄女人。整部《金瓶梅》中有大量的性虐待描寫，三十多歲的西門慶就已經需要靠變態性行為來給自己空虛頹廢的精神世界尋求刺激了。可以想像，如果西門慶不死，隨著時間的推移，他心理的這種扭曲和變態會越發嚴重直至徹底瘋狂。

關於西門慶的死，《水滸傳》和《金瓶梅》的記載完全不同：在《水滸傳》中，西門慶死於武松刀下；而在《金瓶梅》中西門慶則是死於和潘金蓮的一次做愛，算是「牡丹花下死，做鬼也風流」了。但風流則已，這種死法實在是一點也不輕鬆瀟灑，相反，這種死法讓西門慶死前受盡折磨。

那麼，一場性生活如何害死了西門慶呢？我們先來看一下《金瓶梅》第七十九回的記載。

西門慶發病於正月初二，死於正月二十一，整個病程持續十九天。

發病那天，西門慶先是到情婦家裡廝混一番，喝了不少酒，回到家後醉臥在床。慾火旺盛的潘金蓮為了滿足自己的慾望，強行給西門慶服下過量春藥。不僅如此，她還以白綾紮在西門慶陰莖根部，以這種方法阻斷陰莖靜脈血液回流，促進陰莖勃起。

待西門慶勃起後，潘金蓮以極其暴烈的女上體位進行了長時間的性交，估計最後以同樣暴烈的方式幫其自慰和口交。西門慶在醉酒狀態下，痛覺相對遲鈍，自我保護能力比較差，這種暴烈的性交方式非常容易造成男性生殖器和尿道的損傷。

書中寫道：「那管中之精猛然一股冒將出來，猶水銀之瀉筒中相似，忙用口接咽不及，只顧流將出來。初時還是精液，往後盡是血水出來，再無個收救。西門慶已昏迷去，四肢不收。婦人也慌了，急取紅棗與他吃下去。精盡繼之以血，血盡出其冷氣而已。良久方止。婦人慌做一團，便摟著西門慶問道：『我的哥哥，你心裡覺怎麼的！』西門慶亦蘇醒了一回，方言：『我頭目森森然，莫知所以。』」

從記錄來看，西門慶是在恰到高潮、陰莖硬度最高時，出現了嚴重的白膜撕裂和尿道斷裂。

陰莖是由兩根陰莖竇狀海綿體和一根尿道海綿體組合而成，尿道貫穿於尿道海綿體中，內接膀胱，外達陰莖頭。陰莖竇狀海綿體裡面有豐富的血管竇，外面被堅韌的白膜所包繞。陰莖勃起的過程，其實就是海綿體大量充血的過程。

當陰莖勃起時，白膜會變薄，厚度低於一毫米。由於竇狀海綿體充血擴張，使包繞陰莖海綿體的白膜處於高度緊張狀態。如果這時陰莖受到強烈的外力作用，使陰莖的根部與頭部向中間形成一股較大的折壓力，就可導致白膜的破裂。當暴力非常嚴重時，甚至可以引起尿道斷裂。而尿道斷裂的重要表現之一，就是尿道出血。

西門慶的昏迷，一方面和白膜撕裂以及尿道斷裂造成的劇烈疼痛有關，另一方面也和醉酒導致的中樞抑制以及出血有關。

白膜撕裂和尿道斷裂後，由於大量血液和尿液進入陰囊和周圍組織間隙，會導致陰囊和周圍組織嚴重腫脹疼痛，並出現尿疼、尿中帶血和排尿困難等症狀。隨著病情進一步發展，周圍組織會繼發出現嚴重感染，導致腫脹和疼痛不斷加重，當腫脹極其嚴重時，可出現張力性水泡。西門慶所處的年代，沒有抗生素，也沒有現代的外科手術技術，這種感染難以控制，會不斷進展，導致不斷加重的持續而劇烈的疼痛，同時出現發熱、精神委靡、食慾不振等症狀。隨著病情再進一步發展，會逐漸進展為嚴重的膿毒血症，導致包括呼吸衰竭在內的多重臟器衰竭，最終導致患者死亡。

而西門慶此後的病情發展，與之完全符合。

書中記載：「西門慶只望一兩日好些出來，誰知過了一夜，到次日，內邊虛陽腫脹，不便處發出紅瘰來，連腎囊都腫得明滴溜如茄子大。但溺尿，尿管中猶如刀子犁的一般。溺一遭，疼一遭。」

這是陰囊和周圍組織嚴重腫脹，出現了尿疼、尿中帶血和排尿困難的症狀。

書中寫道：「伯爵道：『我見你面容發紅色，只怕是火。教人看來不曾？』」

這應該是出現了發熱症狀。

再往後：「下邊腎囊越發腫痛，溺尿甚難。」

腫脹和疼痛不斷加重，這是尿液外滲和局部血腫繼發感染的表現。

再往後：「遍身疼痛，叫了一夜。到五更時分，那不便處腎囊脹破了，流了一攤鮮血，龜頭上又生出疳瘡來，流黃水不止。」

這是局部感染加重，導致劇烈疼痛，嚴重的腫脹導致陰囊皮膚破損和龜頭張力性水皰。

再往後：「到正月二十一日，五更時分，相火燒身，變出風來，聲若牛吼一般，喘息了半夜。挨到巳牌時分，嗚呼哀哉，斷氣身亡。」

這是嚴重全身感染，膿毒血症和感染性休克導致急性呼吸窘迫綜合徵。病情發展到終末期，患者最終死亡。

一生淫蕩的西門慶，最後死於性生活過度暴烈引起的陰莖和尿道斷裂，死前受盡折磨，也算是冥冥中自有天意吧。

可笑的是，西門慶臨死前念念不忘全家廝守一處，他含淚交代月娘，「你姊妹好好待著，一處居住，休要失散了，惹人笑話」「一妻四妾攜帶著住，彼此光輝光輝，我死在九泉之下口眼皆閉」。

豈不知，西門慶一生是按獸性原則行事，他身邊的人又豈能例外。西門慶把自己變成了獸群之王的同時，也令自己周圍的人都學會和適應了獸類社會的法則。除了元配吳月娘之外，無論妻妾還是親朋好友，又有哪個對他真的忠心？

他身後，也只能是「食盡鳥投林，落了片白茫茫大地真乾淨」。

23 從纏足到高跟鞋——女性的自虐史

不久前，和一個知性美女聊天，無意中談到了纏足的話題，這位女性立刻一副苦大仇深的表情，說纏足是歷史上男性對女性的野蠻壓迫。

我看了看她纖細的高跟鞋，忍不住問：「纏足是男性對女性的野蠻壓迫，那高跟鞋算什麼？」她理直氣壯地說：「這是美！兩碼事！」

好吧，原諒我腦子比較笨，我實在搞不懂為什麼摧殘女性雙腳的纏足是一種野蠻的壓迫，而同樣摧殘女性雙腳的高跟鞋卻是一種女性趨之若鶩的美。雖然我也覺得灰姑娘穿上水晶鞋的造型確實很好看，但一想到被強行擠在水晶鞋裡的那雙腳所受的摧殘，我就忍不住心疼美麗善良的灰姑娘。

纏足在中國的起源眾說紛紜。有人說纏足起源於商朝的妲己。妲己是狐狸精，變成美女去媚惑紂王，但是她變化得不完全，雙足變得太小，不得不纏起來掩飾，結果被競相效仿。這種說法當然只能視為傳說了。

還有人說纏足起源於南唐李後主的嬪妃窅娘，窅娘美麗多才，能歌善舞，深受寵幸。為了討好李後主，她把雙足纏小，以使自己能在六尺高的金蓮上跳舞，舞姿曼妙，美麗動人，故被宮女競相效仿，進而傳入民間。

這些傳說，只能姑妄聽之。纏足真正的起源已經無法考證，但目前公認的是：纏足的風俗興於北宋時期，但直到南宋，纏足並不普及，主要集中在上層社會。而南方的纏足風俗，則是從北方傳入，時間大約是宋室南遷的時候。

元代的纏足之風又有所發展，統治中國的蒙古人並不纏足，但並不反對漢族的纏足風俗。有一種說法是，漢族女性選擇纏足是透過自殘的方式避免被蒙古人占有。這種說法並非完全沒有道理。我個人認為，這一時期漢族纏足的風俗之所以大大流行，某種程度上是漢族女性將其視為自我身分確認和識別的一種方式。這種方式在很多民族裡都能見到，比如猶太人的割禮，比如某些民族的飲食禁忌。

到了明朝，纏足風俗達到極盛。漢族女性幾乎無人不纏足，纏足已經成為女性美的一種重要標誌。滿清入關後，為了從精神上讓漢族徹底屈服，頒布了兩條法令：一條命令是讓漢族男人剃髮，一條命令是禁止漢族女性纏足。前者透過血腥的手段得到了不折不扣的執行推廣，後者卻遭到強烈的抵制，最終被迫取消。這種情況被稱為「男降女不降」。到後來，不僅漢族女性，連滿族女性都慢慢學著纏足了。

纏足是對雙腳極其嚴重的摧殘。把一雙健康的天足強行弄成畸形扭曲的三寸金蓮，其間女性要承受極大的痛苦。有人說「小腳一雙，眼淚三缸」，一點都不誇張。

要「製造」一雙符合那個年代審美標準的纖瘦的「三寸金蓮」，需要將腳弄短和弄瘦。弄短的辦法是強行將腳掌的骨頭拗斷，使得足跟和足趾貼在一起。而弄瘦的辦法是將外側的四根腳趾強行向內拗斷，翻到腳掌下。本來外側四根腳趾的背面，被壓在足底，直接接觸鞋底。

為了達到這一目的，有些家長甚至會採取極其野蠻的做法，包括用木棍捶打雙足，人為製造骨折，還有的將尖利的瓷片纏在足底令女孩走路，製造足部的感染和組織壞死。其殘忍暴虐，令人不寒而慄。

這一切暴行的理由，就是美。很多人將纏足視為父權社會裡男性約束女性活動，確保男人統治地位的一種方式。這自有其道理。但對於當事人而言，無論男女，他們都沒有這麼高的政治領悟。他們這麼做的唯一原因，就是「美」。在明清時期，小腳是女性美的重要標準之一。擁有一雙「美麗」的小腳，能給自己的人生大大加分。

與很多人想像的相反，纏足很大程度上是愛美女性的自願選擇。在民國時期，很多家長已經不再強迫孩子纏足了，但是很多女孩子覺得天足難看，非要父母給自己纏足，甚至自己給自己纏足。中國婦女的雙足解放運動進行得異常艱難，清朝末年，康有為等就發起天足運動，呼籲禁止纏足，但直到共產中國建國後，纏足習俗仍未完全禁絕。據老輩人說，共產政府為了禁止纏足採取了種種強硬措施，包括讓纏足孩子的家長舉著裹腳布遊街等，才最終徹底在中國的土地上禁止了這一毒害女性千年的惡習。

然而，中國女性很快又以「美」的名義找到了虐待自己雙足的新辦法，就是號稱「洋纏足」的高跟鞋。

其實，高跟鞋不是西方的專利，在中國古已有之。古代中國女性穿高跟鞋，是對纏足達不到標準的雙足的補救方式，透過抬高足跟的方式，製造一種足部長度被縮短的視覺效果。

至於歐洲高跟鞋的起源，也有多種說法。有人認為高跟鞋最初是歐洲的騎士們為了登馬鐙方便。我覺得這種觀點比較可靠，因為在古時候的歐洲，高跟鞋並不是女性的專利，在上層社會的男性中也非常流行。

從醫學的觀點看，其實高跟鞋和纏足有相似之處，而最流行的尖頭窄底的高跟鞋，更是對雙足的一種野蠻摧殘。

穿高跟鞋站立時，本來和腳掌寬度差不多的五根腳趾，被強行擠向鞋尖的狹小空間，結果導致足趾和關節被擠壓變形。長此以往，大腳趾將會出現嚴重拇指外翻，而其餘各足趾也會出現錘狀趾畸形，此外還會導致拇囊炎、雞眼等。

正常站立時，人的重量被分成兩部分，分別由足後方和前方承擔。穿高跟鞋時，足跟離地，大部分的重量被迫由足前方的蹠骨負擔。蹠趾關節極度向背側屈曲，導致蹠筋膜被長期牽拉。長此以往，足弓結構被破壞，形成平底足。

長期穿高跟鞋還會導致跟腱攣縮。孕婦穿高跟鞋時，由於腰部前凸、骨盆前傾，會增加腹壓，增加流產危險。

說了這麼多，我知道依然無法打消愛美的女性穿高跟鞋的強烈願望，一如當初如此多的女性寧可忍受巨大痛苦也要纏足。

說起來，「美」這個字真不知道害了多少人，而女性為了美，不知道能做出多少瘋狂的事情來。

24 藥為什麼會那麼貴？

二〇一二年，歐盟批准了一種新藥：Glybera。說起來，Glybera應該算是一種真正意義上的「基改」藥物。

基改技術其實已經很廣泛的應用：把抗蟲基因轉移給棉花，獲得不怕棉鈴蟲的棉花品種；將人類胰島素的基因轉入大腸桿菌或者酵母菌裡，讓這些細菌幫人類合成胰島素。但Glybera是一種革命性的突破：把目標基因片段轉移給需要治療的患者，根本性地治癒患者的基因缺陷。

Glybera用於治療脂蛋白脂酶缺乏症（LPLD）。LPLD也叫家族性高乳糜微粒血症，是一種先天性遺傳疾病，這種患者體內缺乏能夠合成脂蛋白脂酶的基因，引起嚴重代謝障礙，患者無法進食正常食物，而且會反覆發作急性胰臟炎。

Glybera其實是攜帶功能性LPL基因複製的腺病毒，透過注射，將患者缺失的功能性LPL基因轉移到患者骨骼肌內，「修復」患者的基因缺陷，恢復患者正常的機能。為期六年的隨訪證明，這種修復是長期的而不是短暫的。這種基因治療模式是對傳統藥物的一次顛覆性革命。

要知道，很多疾病，包括多種常見慢性疾病如高血壓、糖尿病等都與基因有關，如果我們能夠直接修復基因缺陷，那就可以一勞永逸地擺脫這些疾病，而無須長期用藥。這種前景雖然還很遙遠，但Glybera的成功研製至少讓我們看到了希望。

Glybera同時創造了藥品價格的紀錄，是目前為止全世界最貴的藥。該藥每支五萬三千歐元，一個體重六十二．五公斤的患者需要進行二十一次注射，總費用一百一十萬歐元，相當於八百多萬元人民幣（約台幣四千三百萬）。

為什麼這種藥那麼貴呢？

Glybera的研發歷經二十多年時間，經歷了無數的波折與挫敗。最早研發該藥的Amsterdam Molecular製藥公司沒能熬到該藥上市，因為嚴重的資金困難，該公司連同他們已經懷胎十月的寶貝Glybera，於二〇一二年四月被UniQure公司收購。僅僅七個月後，Glybera就得到了歐盟的批准。二十多年的心血，就這樣為別人做了嫁衣。

UniQure撿了大便宜的同時，卻也不得不面對一個現實的問題：藥物的市場需求量太小。LPLD的發病率很低，每一百萬人中有一到兩人會發病，整個歐洲適合使用該藥的只有一百五十到兩百人。巨額的研發成本加生產成本攤到這寥寥無幾的患者身上，Glybera自然就成了天價藥物。

大陸民眾對於Glybera的天價可能無感，但是對於一些專利保護期內藥物的高價格，大陸民眾卻有所感受。

二〇一三年十一月，一名叫陸勇的白血病患者因涉嫌販賣「假藥」被民警帶走，消息被媒體披露後，一下引爆了大陸輿論。

案件涉及的藥物學名叫甲磺酸伊馬替尼片，中文名稱為「格列衛」（台灣譯為「基利克」），是瑞士諾華公司研發的一種化療藥物，用於治療費城染色體陽性的慢性骨髓性白血病，已經不能切除或發生轉移的惡性胃腸道間質腫瘤的成人患者。

在二〇一三年以前，由於格列衛處於專利保護期內，大陸製藥公司無法仿製，市場被瑞士諾華公司壟斷。格列衛療效極佳，堪稱救命藥物，但價格高昂，每盒售價高達人民幣兩萬多元。對中國這樣的發展中國家而言，這是絕對的天價。更要命的是，格列衛需要終身服用。

在這種情況下，陸勇選擇了從印度採購廉價的仿製格列衛，印度產的仿製格列衛最低只要人民幣兩百元一盒，為正品價格的一％。陸勇不僅購買自用的藥物，還幫助上千名病友代購這種藥。但這種仿製藥品並未獲得國內藥品監管部門的審批，屬於「假藥」。事實上，由於中國加入了相關的保護智慧財產權國際公約，印度這種仿製的藥物，在中國根本不可能被批准。

陸勇代購仿製格列衛案，「情」與「法」的尖銳對立將法律逼到了一個非常尷尬的境地，在藥商的合法權益與患者的生存權益之間究竟如何取捨和平衡，成為一個極難抉擇的倫理困境。

很多人不明白，為什麼這種藥賣得那麼貴？為什麼印度的仿製藥就那麼便宜？在很多人的心目中，藥物的成本，就是生產線上合成化合物的成本，但事實絕非如此。藥物的成本，絕大部分是研發的成本，獲得第一類上市藥物的成本可能僅僅幾美分，但獲得第一類上市藥物的成本可能是幾十億。

以諾華為例，一九九七～二〇一一年，諾華公司投入藥物研發的費用高達八百三十六億美元，而同期諾華開發成功了多少藥物呢？答案是二十一種。算下來，平均每種藥物的研發費用約四十億美元。

而諾華的單品項藥物平均研發費用還不是最高的，最高的是阿斯利康公司，一九九七～二〇一一年，阿斯利康公司共計投入研發費用五百九十億美元，而研發成功的藥物僅有五種，平均每種藥物花費一百一十八億美元。

開發藥物是一項風險極大的投資，由於人體的特殊性，研發過程充滿了不確定因素。花費鉅資研發的藥物，好不容易通過了早期臨床實驗卻倒在最後一關的比比皆是。僅以愛滋病疫苗為例，幾十年來，多少大型製藥商投入了無數的金山銀山，到目前為止依然無一例成功。而這些失敗藥物的研發成本，最終必然要透過那機率不比中彩票高多少的成功的藥物補償回來。

藥物獲得批准上市後，還面臨專利保護期的問題。開發一種藥物很難，而仿製卻簡單得多。一旦專利到期被大量仿製，原研發公司的利潤就會大大降低。專利保護期一般是二十年，但是，這二十年要從藥物獲得專利開始算起。而藥物從獲得專利到艱難地通過臨床實驗獲得上市批准，往往要幾年甚至十幾年的時間，所以一種新藥上市之後的專利保護期實際只有六～十年，通常也就是六、七年。幾十億美元的投入換來幾年的專利保護期，專利保護期間這藥不貴才見鬼了。

除了專利限制外，還有一個影響藥價的因素是目標人群數量。目標人群越大，意味著市場越大，藥價可適度低一些，製藥公司也能獲益，Glybera這樣全歐洲僅只一兩百個消費者的藥物，那就必然是天價了。而白血病和胃腸道腫瘤也並非常見病、多發病，格列衛的價格，自然也就降不下來。

印度保護藥物專利方面的表現其實是很流氓的，它採取強制授權的辦法，無視藥物研發公司的利益，強行批准國內藥商生產。這確實大大降低了藥物的價格，但這種做法本身也是利弊難知的七傷拳。

其實大陸有相似的例子，那就是軟體的盜版。雖然大陸沒有明著批准盜版，但由於缺乏有效監管，盜版軟體在大陸曾經極度氾濫，這是眾所周知的事情。一方面，物美價廉的盜版軟體讓大陸消費者省了不少銀子；但是另一方面，盜版業徹底摧毀了大陸一大批本來很有前途的軟體企業，使得本來具備極佳發展機遇的大陸，在這個行業上輸給了印度。

陸勇案在引起國人高度關注的同時，也讓大陸司法機關左右為難，一度陷入法理與情理難以兩全的境地。最終，二〇一四年十一月，最高人民法院與最高人民檢察院聯合發布了《關於辦理危害藥品安全刑事案件適用法律若干問題的解釋》，其中新增的第十一條規定：銷售少量根據民間傳統配方私自加工的藥品，或者銷售少量未經批准進口的國外、境外藥品，沒有造成傷害他人的後果或者延誤診治，情節輕微、危害不大的，不認為是犯罪。

二〇一五年一月三十日，檢察機關撤回了對陸勇的起訴，法院也對「撤回起訴」做出裁定。抗癌藥「代購第一人」終究沒有成為因此被判刑的第一人。

二〇一三年，格列衛專利到期，早已經虎視眈眈的大陸製藥公司立即生產出價格低廉的國產藥物，很多省市也將格列衛列入醫保項目，大大降低了患者的負擔。

至此，格列衛案件總算有了一個還算美好的結局。

但是，此後發生的一件事情，令人對這個美好的結局略感不安。

二〇一四年，伊波拉疫情在非洲爆發。二〇一四年三月，幾內亞衛生部門向世界衛生組織首次報告伊波拉疫情，此時的伊波拉已經傳播到了幾內亞首都康納克立。由於未能及時採取有效措施，疫情在短時間內呈爆發式蔓延，局面急速惡化。伊波拉很快傳播到臨近幾內亞的獅子山和賴比瑞亞，此後又在短短幾個月內傳到美國、西班牙、馬利、奈及利亞、塞內加爾、印度等地，造成世界性恐慌。

二〇一四年九月中旬，聯合國安理會為此召開緊急會議，認定這次疫情「對國際和平與安全構成了威脅」。世界各國包括中國在內，籌集了大批醫療物資，並派出大量醫療工作人員支援非洲，竭盡全力迎戰伊波拉疫情。這麼做並非完全出於無私和高尚的目的，所有國家都清楚，如果不能在非洲消滅它，那麼就可能被迫在本土迎戰它。

到二〇一四年年底，疫情終於得到控制，但人類已經付出了慘重的代價。根據世界衛生組織的統計數字，截至二〇一四年十二月十四日，全球範圍內已有超過一萬八千例感染者，近七千人死亡。因為疫情影響了農業生產和貿易，西非疫區國家將有一百萬人面臨饑荒威脅。

二〇一四年八月五日，《科學》雜誌收到了一篇由來自四個國家的五十名研究者完成的關於此次伊波拉疫情來源和傳播模式的論文。八月二十一日，該論文被接收。八月二十九日，論文發表。

遺憾的是，到論文發表時，論文作者中的五人已經不在人世，他們均在對抗伊波拉病毒的戰役中不幸犧牲。五名死者均為獅子山凱內馬醫院的醫護人員，其中包括獅子山對抗伊波拉病毒疫情的首席領導醫生舍克．汗。

二〇一四年七月二十九日，年僅三十九歲的舍克．汗因感染伊波拉病毒逝世。舍克．汗曾親自救治了一百餘名伊波拉病毒感染者，在他逝世之前，已經有數十名當地醫療工作人員犧牲。

面對如此可怕的瘟疫，人們忍不住要問：伊波拉自從第一次爆發到現在已經過去半個世紀，為什麼既沒有有效的疫苗，也沒有有效的治療藥物？要知道，即使愛滋病這樣的世紀瘟疫，現在的雞尾酒療法也已經能讓患者長期存活了啊。

真的沒有有效藥物嗎？

伊波拉疫情爆發後，有兩名美國人在非洲被感染，美國政府出動專機將患者運回國內治療，兩名患者全部痊癒。治療兩名患者的關鍵藥物，是一種處於試驗階段的藥物ZMapp。ZMapp來自感染伊波拉病毒的實驗動物體內產生的抗體，由三種單株抗體混合製成。科學家把動物生成這種抗體的基因轉移到菸草中，由菸草大量合成這些抗體。二〇一四年八月二十九日《自然》雜誌發表的結果顯示，美國馬普生物製藥公司與美國國家衛生研究院、美國軍方和加拿大公共衛生局共同在猴子身上做藥物試驗，治癒了全部十八隻感染伊波拉病毒的猴子。藥物療效達到百分之百。

有意思的是，在這兩名美國患者痊癒後，製藥公司宣布藥物已經用完，這相當於拒絕了向其他國家患者提供藥物。可是，藥物不多不少恰好夠美國患者使用，這未免也太巧了。

伊波拉病毒的疫苗研發幾十年來也一直進展緩慢。伊波拉病毒並非愛滋病病毒那樣極易變異難以製造疫苗的病毒，之所以多年未取得進展，很大部分的原因是幾乎全世界的藥品研發機構對此都缺乏興趣。

面對這樣一個龐大的市場，為什麼製藥商竟然缺乏興趣呢？

很簡單，因為伊波拉病毒流行的地區全部是窮國，這些國家註定無法負擔伊波拉病毒疫苗和藥物的費用。就算製藥商研發出疫苗和藥物，也純屬自找麻煩。

如果製藥商高價銷售，那必然面臨鋪天蓋地的指責，將自己置於要錢不要命的倫理困境。而如果放棄專利或者廉價甚至免費提供，那公司別說盈利，巨大的研發成本都難以收回。至於ZMapp，它的研發有軍方背景，原因你懂的。

一九九七年，南非政府就《藥品及相關產品管理法案》通過一項修正案，授權政府在沒有獲得專利所有者允許的情況下，生產其擁有專利權的藥品，並允許進口沒有專利所有者頒發的生產許可證的藥品。

南非政府此舉實屬迫不得已，南非每十個人中就有一個愛滋病感染者，愛滋病治療藥物已經成為南非政府和患者的一項難以承擔的巨大負擔。透過這種辦法，南非可以獲取廉價的愛滋病治療藥物。

這一無視製藥公司專利權的決定一下犯了眾怒，眾多藥廠指責修正案使政府不受限制地凌駕於藥品專利權法之上，全球三十九家製藥公司向法院提起了訴訟，控告南非政府。

然而，令這三十九家製藥公司始料未及的是，明明占據法律優勢的他們，卻遭到了輿論一邊倒的抨擊，「違法」的南非政府卻得到了國內外的廣泛支持。法庭開庭後，包括無國界醫生組織、愛滋病組織在內的非政府組織展開了聲勢浩大的聲援南非政府的活動。

這些跨國製藥公司不斷受到種種指責和謾罵，被稱為赤裸裸的資本主義。更嚴重的是，他們還被指責為把商業利益放在無數人的生命之上，因為發展中國家的上千萬甚至更多的愛滋病患者會因為購買不起昂貴的藥品而失去治療的機會。

在南非，當此案開庭時，這些製藥公司代表下榻的地方總有許多的示威者靜坐抗議。在訴訟期間，製藥公司不斷出面否認這些指責，並表示願意低價為發展中國家提供藥物，但仍然徒勞無功。

最終，二〇〇一年，三十九家製藥公司在開庭前宣布與南非政府達成和解，放棄訴訟請求，並承擔訴訟費用。消息傳出，南非全國一片歡騰。

誰能說，南非的勝利與伊波拉疫苗的難產，二者之間沒有關聯呢？

世事總難兩全，在最大限度降低患者負擔和最大限度保護企業智慧財產權之間，我們總要尋求一個平衡。但是，大家千萬記住：只有企業的利益得到足夠的保護，我們才能不斷獲得新的有效藥物。無視企業的利益，就是無視我們的未來。

25 注射器、針頭與愛滋病

當初讀大學時，每次期末考試都免不了連續熬夜好幾天，考完後整個人憔悴得不行。某次考完試後，大家筋疲力筋地躺在床上恢復精力，我們的學長感慨道：「如果記憶可以遺傳多好啊，這樣我把書本背熟了，將來兒子就不用背了。」

然後，我們宿舍七嘴八舌地開了一個學術討論會，探討了一番記憶遺傳的理論問題，最後的結論是完全不可能。別的不說，首先大腦存儲量就有問題，無論人的大腦容量多大，如果人的記憶和技能一代代傳下來，總有不夠用的一天。

但是，我們同時也認為，雖然記憶無法整體遺傳，但人類祖先在長期演化過程中形成的某些對於生死存亡至關重要的經驗，卻可能透過某種方式遺傳下來，成為人天生的本能。人類對某些動物，比如，對蛇蠍和癩蛤蟆的恐懼與厭惡，似乎並非來自後天經驗，而是一種本能。對這些危險動物的恐懼和厭惡，對人類尤其兒童無疑有很強的保護作用。

與此類似的，是人類對鋒利物品的恐懼。小時候生病打針，每次赤腳醫生拿著注射器將針頭瞄準我的屁股，雖然咬著牙做出一副勇敢的樣子，但內心的恐懼真的難以形容。那種恐懼並非完全是畏懼疼痛，某種程度上是一種本能的反應。也許這也是人類千萬年進化過程中刻入基因的一種自我保護機制吧。在我們祖先生存的環境中，鋒利物品是極其危險的，所以當面臨被鋒利物品刺中的危險時，正確的反應無疑是全力躲開。久而久之，這種經驗成為人類的本能。一個孩子面對注射器針頭時感到極度的恐懼並全力躲避，其實是一種正常的本能反應。

科技的發展改變了很多事情，我們祖先千萬年來刻在DNA中的經驗有些也不再適用。醫務人員手中鋒利的注射器針頭，已經成為現代醫學挽救生命、維護健康不可或缺的基本工具。

最早的注射器雛形，出現在九世紀的伊拉克地區，是眼科醫生在做手術時採取的一種抽吸裝置，不過這種裝置當時的作用不是把東西打進去，而是把東西吸出來。

利用推力將藥液注入人體的注射器構想，根據記載是十五世紀義大利人卡內蒂爾最先提出來的。但限於當時的技術手段，這種設計無法實現。

實際應用注射器的記載出現在十七世紀五〇年代，那時候醫生正在摸索輸血問題，他們用動物的膀胱作為容器，以尖銳的木管或者羽毛管做針頭，嘗試對患者進行輸血。一六五七年，英國人波義耳和雷恩第一次利用這種裝置進行了人體輸血實驗。以當時裝置的粗糙程度，這種嘗試的結果我們可想而知。面對奇高的死亡率，法國政府於一六七〇年禁止了輸血，這種嘗試也告一段落。

十九世紀，隨著製藥業的發展，為了將藥物快速安全地送入體內，醫生嘗試了各種辦法。一八四四年，愛爾蘭醫生法蘭西斯・瑞德發明了一種中空的針，也就是現在我們所用的注射針頭。一八五三年，法國醫生查理斯・普拉沃茲將一根容量一毫升的銀管與針頭連接到一起，並在銀管內加了一根驅動螺栓，製成了一個真正的現代醫學意義上的注射器。

幾乎與此同時，蘇格蘭人亞歷山大・伍德發明了皮下注射療法，將嗎啡透過注射給藥治療睡眠障礙，不再像以往一樣透過切割皮膚給藥，大大緩解了患者的痛苦。

遺憾的是，由於這種注射器無法精確控制劑量，亞歷山大・伍德的妻子在一次接受嗎啡注射後死亡。痛定思痛的亞歷山大・伍德對注射器做了進一步改進，在針筒上標注了刻度，並改用更細的針頭，大大推廣了注射器的使用。

隨著玻璃工業的發展，英國人弗格森第一個使用了由玻璃管和金屬並用製成的注射器。一八六九年，法國人呂易爾製造出第一個全玻璃的注射器。由於煮沸消毒的方便，大大降低了注射時發生感染的危險性。

一九五六年，紐西蘭醫生科林・默多克發明了一次性的塑膠注射器。塑膠注射器除了具有玻璃注射器原有的優點外，更有不易損壞、保存方便、價格低廉的優勢。由於係一次性使用，在安全上更是有巨大的優勢，現在已經被全世界廣泛採用。

注射器的發明是醫學的一大進步，可以說，現在的醫療行業若沒有注射器已經完全無法運轉。但是，凡事有利必有弊，注射器在大大推動現代醫學進步、造福萬千患者的同時，也製造了巨大的麻煩，其中最大的問題，就是為疾病的傳播提供了全新而高效的途徑。

在注射器廣泛應用之前，傳染病經由直接的體液接觸傳播並不容易。而在注射器大規模臨床使用後，情況一下變得嚴峻起來。

典型的病例是愛滋病和B型肝炎，相對於經由呼吸道傳播的天花鼠疫和經由消化道傳播的霍亂、瘧疾等疾病，B肝和愛滋病的傳播途徑其實非常單一：經由體液接觸傳播。

體液包括精液、陰道的液體、乳汁、血液、淋巴液、腦脊髓的液體、肺腔的液體、腹膜的液體、關節的液體、羊水等，只要體液中含有B肝或者愛滋病病毒，就具有傳染性。健康人如果皮膚或者黏膜有傷口，傷口又恰好接觸了攜帶病毒的感染者體液，而體液中的病毒還沒有失去活性，就有可能被傳染。具體而言，其主要傳播途徑就是：性接觸傳播、血液傳播，以及母嬰垂直傳播。

在一次性注射器大規模推廣前，一個注射器針頭會給不同患者重複使用，如果重複使用的注射器和針頭消毒不徹底或不消毒，就很容易造成某些疾病的大規模傳播。即使在現在，吸毒者共用注射器，依然是愛滋病傳播的一個重要途徑。

事實上，愛滋病這種傳播途徑極其單一的疾病，之所以能走出非洲成為世界性的流行病，注射器和針頭的大規模使用發揮了極其重要的推動作用。

愛滋病病毒分為兩種，HIV-1和HIV-2，其中HIV-1的M組是全世界的主要流行株。根據基因分析和電腦計算，這株病毒最早感染人類的時間，大概是一九〇八年。

在一九〇八年左右，中非某個地方，人類和某個感染愛滋病的黑猩猩發生了一次體液傳播。具體的傳播方式我們不得而知，也許是一個獵人殺死了一隻感染的黑猩猩，同時自己受了傷並被黑猩猩的血液汙染了傷口。也許是一隻剛剛因為愛滋病瀕死的黑猩猩被人類屠宰，體液汙染到了屠夫身上的傷口。甚至有可能某個性饑渴的人和黑猩猩進行了一次性接觸。但無論如何，一直在黑猩猩中傳播的愛滋病病毒，第一次感染了人類。

愛滋病感染後的潛伏期平均為八～十年，最多可達二十年。因此這位感染者並沒有很快出現健康問題，事實上，由於當時這個地區居民平均壽命極低，感染者很可能在發病前就因為其他原因去世了。感染者把愛滋病透過性接觸傳播給了其他人。那時候當地原住民的性觀念比較開放，愛滋病就透過性傳播的途徑在當地緩慢地蔓延，最終在一九一六年左右，被某個帶原者帶到了愛滋病傳播過程中第一個重要中轉站——利奧波德維爾，也就是現在的金夏沙。

利奧波德維爾在一九二〇年成為比利時殖民地剛果的首都，人口增加極為迅速，一九〇八年，該市人口僅不到一萬人，一九六〇年增加到四十萬。大量的移民和男女比例失衡，導致當地性行為極為活躍，大大促進了愛滋病的傳播。但人口增加和性途徑傳播並不足以解釋愛滋病短時間內大面積蔓延的原因。科學家分析認為，愛滋病在利奧波德維爾的大規模爆發，緣於一種高效的傳播工具：注射器針頭。

一九二一～一九五九年，許多殖民地醫療機構在當地出於良好的願望，開展了透過注射藥物治療熱毒疾病的工作。注射器在一九二〇年開始大規模生產，一九三〇年全球產量達到三百萬支，已經在全世界廣泛應用，但並非一次性使用。對於那些中非地區的醫生而言，注射器更是極為珍貴短缺。一九一七～一九一九年，法國醫生尤金．亞莫用六支注射器治療了五千三百四十七名錐蟲病患者，平均每個注射器要給九百名患者使用。一九三七年，僅在剛果，醫務人員就注射了五十八萬八千零八十六支針對錐蟲病的藥劑。至於治療其他疾病的藥劑更是難以計算。

這種巨大的工作量使得醫生根本沒有時間替注射器和針頭做嚴格的消毒。一名比利時醫生在一九五三年寫道：「剛果有許多醫療機構，當地的護士每天要進行幾十次甚至幾百次注射，這種情況下根本不可能對針頭和注射器進行嚴格消毒。」

一九二九年，剛果紅十字會在利奧波德維爾東邊建立了一家診療性病的診所，開放給前來治療性病的男女。二十世紀三〇年代到四〇年代，這家診所每年用藥量超過四萬七千支注射劑，其中光是一九五三年一年的時間，就使用了十四萬六千八百支注射劑，平均每天四百支。接受注射的很多是妓女和有多名性伴侶的「熱情女士」。和其他診所一樣，所有的注射器和針頭都是經過簡單清洗後重複使用，根本沒有進行嚴格消毒。

就在注射器把利奧波德維爾變成一個沸騰的HIV大禍之際，病毒向美洲傳播的機會到來了。

一九六〇年二月，原為比利時殖民地的剛果獨立，成立剛果共和國。被殖民多年的剛果在獲得獨立後未能控制好國內極端的民族情緒，出現了對白人的歧視乃至敵視，上萬名白人被迫離開剛果。

愛國憤青們過足了愛國癮之後，發現一個嚴重的問題：剛果的專業人員和知識分子幾乎全走了，全國只剩下幾名教師，而醫生乾脆一個都沒有了。大家要回到原始社會了。

剛果政府趕緊向世界衛生組織和聯合國求援，尋求醫務人員、教師及其他技術人員幫助。找來找去，找到了與美國相距不遠的海地。海地以黑人為主，和剛果一樣講法語，而且國家很窮，老百姓也不怕吃苦，不嫌待遇低。這麼物美價廉的援助到哪裡去找啊？於是大量的海地人來到剛果工作。

問題是利奧波德維爾的海地人很多是單身男子，日子久了難耐寂寞，難免拈花惹草，ＨＩＶ病毒就這樣傳播到了海地人身上。

一九六五年，蒙博托上臺，覺得剛果的知識分子夠用了，又開始排外，於是海地人只好離開剛果回國。ＨＩＶ病毒就這樣被帶到了第二個重要中轉站：美洲加勒比海地區。根據基因分析，ＨＩＶ病毒傳入海地的時間大概是一九六六年，毒株是HIV-1病毒Ｍ組的亞型Ｂ。

進入海地的ＨＩＶ病毒傳播極為迅猛，這和當時海地的一項出口商品有關：血漿。

當時的海地極為貧窮，為了創造外匯，喪心病狂的海地獨裁政府竟然和利慾薰心的美國商人合作，做起了出口血漿的生意。他們以每公升三美元的低廉價格讓海地人賣血，然後把血漿出口到美國邁阿密。當時海地每月的血漿出口量達到了五、六千公升。

採血自然離不開注射器和針頭，而利慾薰心的吸血鬼商人又怎麼可能重視捐血者的健康，進行嚴格的消毒或者使用一次性針具？再加上當時人們對愛滋病一無所知，更沒有有效的檢測手段，愛滋病的大規模傳播，也就成了必然。

一九六九年左右，ＨＩＶ病毒終於登陸美國。研究結果表明：ＨＩＶ病毒進入美國的源頭，很可能就是來自海地的某袋血漿。

與ＨＩＶ病毒初次親密接觸的美國當時是什麼狀況呢？此時，以非婚性行為、開放式婚姻、同性戀婚姻、在公眾場合裸體等為內容的美國性解放運動如火如荼，同性戀運動方興未艾，毒品氾濫成災。這一切為愛滋病的傳播提供了近乎完美的條件。

一九八一年六月五日，美國疾病控制中心首次報導了在男性同性戀中發生的後天免疫缺乏症候群（愛滋病）。

一九八三年，法國巴斯德研究所成功分離了愛滋病的病原體——人類免疫缺乏病毒（ＨＩＶ）。

二〇一五年，全球約有三千六百九十萬人攜帶愛滋病病毒。而全世界科學家全力研發的愛滋病疫苗，距成功依然遙遙無期。

一九八五年六月，愛滋病登陸中國，一名阿根廷遊客在入住協和醫院不久後死亡，後被證實為中國境內出現的第一例愛滋病。

此後，愛滋病在中國大陸的傳播，完整地重演了從非洲到美國的模式。

一九八九年，大批雲南吸毒者導致愛滋病爆發，共計發現一百四十六例傳染者，感染原因是共用注射器。這是利奧波德維爾模式。

二十世紀九〇年代，河南、安徽、湖北等中部地區的賣血群體集中爆發愛滋病疫情。有報導稱感染者高達二十五萬人，河南一帶出現大量愛滋病村莊。這是海地模式。

二〇一五年，性傳播造成的新增ＨＩＶ病毒感染人數占比九二．五％，成為ＨＩＶ病毒最主要的傳播途徑。其中，男男同性性行為傳播占比從〇．三％激增至二七．二％，增長近九十一倍，而同時期的異性性行為傳播增長為六倍。這是美國模式。

二〇一五年六月三十日，中國累計報告愛滋病感染病例七一五〇五一例，死亡一六九三〇〇人。愛滋病的傳播呈現低齡化趨勢，由傳統的高危險族群向普通人群擴散，學生群體成為重災區！

歷史相似得令人心碎，而更令人心碎的是，歷史明明就擺在那裡，我們卻未能吸取教訓！

八卦醫學史 2

疾病，改變了英雄的命運，也改寫了歷史的結局

作　　者　甯方剛
美術設計　巫麗雪
內頁排版　高巧怡
名詞審校　周師羽
文字校對　謝惠鈴
行銷企劃　林芳如
行銷統籌　駱漢琦
營運總監　盧金城
業務發行　邱紹溢
業務統籌　郭其彬
責任編輯　何維民
副總編輯　何維民
總 編 輯　李亞南

發 行 人　蘇拾平
出　　版　漫遊者文化事業股份有限公司
地　　址　台北市松山區復興北路三三一號四樓
電　　話　(02) 2715-2022
傳　　真　(02) 2715-2021
讀者服務信箱　service@azothbooks.com
漫遊者臉書　www.facebook.com/azothbooks.read
劃撥帳號　50022001
戶　　名　漫遊者文化事業股份有限公司

發　　行　大雁文化事業股份有限公司
地　　址　台北市松山區復興北路三三三號十一樓之四
初版一刷　2017 年 6 月
初版四刷第一次　2020 年 2 月
定　　價　台幣 320 元
I S B N　978-986-489-059-0

國家圖書館出版品預行編目 (CIP) 資料

八卦醫學史 2：疾病，改變了英雄的命運，也改寫了歷史的結局 / 甯方剛著 . -- 初版 . – 臺北市 : 漫遊者文化出版 :
大雁文化發行 , 2017.06 296 面 ; 15×21 公分
ISBN 978-986-489-059-0(平裝)
1. 醫學史 2. 通俗作品
410.9 106007684